Dr François HOUSSAY

DE LA FACULTÉ DE PARIS

ANCIEN EXTERNE DES HOPITAUX

INTERNE DE L'HOPITAL ST-JOSEPH DE PARIS

LAURÉAT DE L'ÉCOLE DE MÉDECINE DE TOURS

CONTRIBUTION A L'ÉTUDE

DE

L'EMPLOI THÉRAPEUTIQUE

DE

L'AIR COMPRIMÉ

DE SA VULGARISATION AU MOYEN

D'UN APPAREIL TRANSPORTABLE

ROMORANTIN

A. STANDACHAR ET CIE

ÉDITEURS

1896

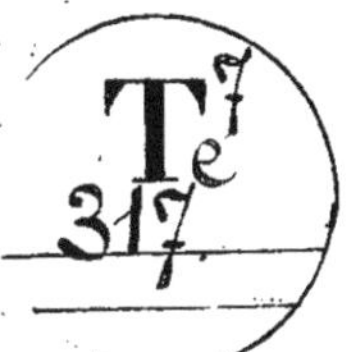

DE L'EMPLOI THÉRAPEUTIQUE

DE L'AIR COMPRIMÉ

Dr François HOUSSAY

DE LA FACULTÉ DE PARIS

ANCIEN EXTERNE DES HOPITAUX

INTERNE DE L'HOPITAL ST-JOSEPH DE PARIS

LAURÉAT DE L'ÉCOLE DE MÉDECINE DE TOURS

CONTRIBUTION A L'ÉTUDE

DE

L'EMPLOI THÉRAPEUTIQUE

DE

L'AIR COMPRIMÉ

DE SA VULGARISATION AU MOYEN

D'UN APPAREIL TRANSPORTABLE

ROMORANTIN

A. STANDACHAR ET CIE

ÉDITEURS

1896

A mon Père, á ma Mère

Hommage très affectueux
de profonde reconnaissance.

A la mémoire de mon Frère.

Meis Amicis et cuique Parenti dilecto.

A tous ceux qui furent mes Maîtres dans les Hôpitaux.

A mon Président de Thèse,

M. le Professeur LANDOUZY, Membre de l'Académie de médecine

MÉDECIN DES HOPITAUX

CHEVALIER DE LA LÉGION D'HONNEUR

FR. HOUSSAY.

En présentant à nos juges ce faible travail, qui est plus une compilation qu'une œuvre personnelle, n'ayant fourni, comme le dit Montaigne, que le fil qui lie la gerbe éparse, nous ne saurions manquer à un devoir sacré, dicté par l'antique usage et la reconnaissance : celui de remercier les Maîtres qui nous ont honoré de leur enseignement et aidé de leurs lumières.

Au premier de tous, à notre père, le Dr Houssay, dont la vieille expérience guida nos premiers pas dans la carrière médicale, en nous traçant la voie honnête que nous devions suivre, à lui notre premier remerciement. Nous n'avons été ici que son interprète, en développant ce travail dont il nous avait donné l'idée.

Nous n'oublierons pas nos Maîtres de l'Ecole de Tours, principalement MM. les Professeurs Duclos, Courbon, Barnsby et Thomas, dont la bienveillance nous était connue.

Qu'il nous soit permis de remercier M. le Professeur agrégé Rendu, de l'Hôpital Necker, dont nous n'avons pu apprécier que trop peu de temps le savant enseignement.

MM. les Docteurs de Saint-Germain, chirurgien des

TABLE DES MATIÈRES.

—

TABLE DES FIGURES.

—

FIGURES HORS TEXTE :

Enfants-Malades, Gérin-Roze et Muselier, médecins des Hôpitaux, chez qui nous avons passé nos trois années d'externat, M. le Docteur Le Bec, dont nous avons été l'interne à l'Hôpital St-Joseph, et qui fut notre maître en gynécologie, recevront nos sincères remerciements.

Que M. le Docteur Kalt, médecin de la Clinique Ophtalmologique des Quinze-Vingts, MM. les Docteurs Leroux et Tison, médecins de l'Hôpital St-Joseph et nos derniers maîtres dans les hôpitaux, veuillent bien tout spécialement agréer l'expression de notre profonde gratitude pour leur excellent enseignement pendant le temps que nous fûmes leur interne, leurs conseils judicieux et la bienveillante sympathie qu'ils ont en plusieurs circonstances montrée à notre égard.

Qu'il nous soit permis de leur présenter ce public hommage de reconnaissance et de leur renouveler l'assurance de notre absolu dévouement.

Un remerciement bien affectueux enfin aux amis qui nous ont aidé dans ce travail. Merci à eux si, grâce à cet aide, nous avons pu rendre quelque service à l'humanité.

Nous prions M. le Professeur Landouzy, qui a daigné accepter la présidence de notre thèse, de vouloir bien agréer l'expression de notre sincère gratitude pour le grand honneur qu'il nous a fait.

L'EMPLOI THÉRAPEUTIQUE

DE

L'AIR COMPRIMÉ

De sa vulgarisation au moyen d'un Appareil transportable.

––––––––––

CHAPITRE Ier.

De l'aérothérapie en général. But proposé.

L'homme a utilisé l'atmosphère de deux façons différentes pour la cure de ses maladies. L'une, dont nous n'avons point à nous occuper, est la climatothérapie ; l'autre, est l'aérothérapie.

Le but que nous nous sommes proposé dans ce travail n'est pas de montrer sous un jour nouveau cette partie de la thérapeutique, depuis longtemps étudiée et connue, mais de généraliser, d'essayer de vulgariser autant que possible les bienfaits d'une médication naturelle, qui rend de si grands services.

Des planches explicatives de l'appareil projeté feront comprendre tous les détails du mécanisme.

L'utilisation d'un moyen général comme l'air comprimé s'affirme d'autant plus nécessairement que la santé publique est tombée dans un état d'infériorité énorme, dans les deux sexes et à tous les âges de la société. Cet état entraîne les conséquences suivantes : la mortalité dans l'enfance n'a jamais été si considérable. Un coup d'œil rapide sur les statistiques suffit pour s'en convaincre. L'enfance est de plus en plus débilitée, de même l'adolescence, ce qui entraîne fatalement un retard de la puberté. Chez la femme, la faiblesse devient telle, que la parturition exige un emploi beaucoup plus fréquent du forceps, au dire des vieux praticiens. Du côté de l'homme, les mêmes symptômes, la même anémie progressive de l'individu, amènent une adolescence difficile, un développement incomplet ou morbide des organes, attesté au moment de la révision par la non acceptation immédiate sous les drapeaux ou par des ajournements successifs. Enfin, toutes ces causes surajoutées, résultat de l'hérédité et d'une mauvaise hygiène, arrivent à produire des facteurs impuissants ou insuffisants à entretenir la race ; elles augmentent la morbidité, surtout la grande diathèse tuberculeuse et maintiennent l'affaiblissement incontestable de la population.

CHAPITRE II.

Historique.

Le principe de la ventouse ou de la cloche à plongeur, fondée sur ce principe, remonte à la plus haute antiquité.

Celse (*De Re medica*) connaissait la ventouse. Aristote, dans ses Problèmes, parle de la cloche à plongeur. Bacon (1) prétend qu'on connaissait le scaphandre sous le règne d'Alexandre, et nous savons par Polybe (2) qu'Annibal, vingt siècles avant nous, avait imaginé un appareil destiné à aller sous l'eau.

Il faut arriver au XVIe siècle pour trouver relatée l'invention de la cloche à plongeur.

Cette cloche, fabriquée par Sturmius, servit à retirer du fond de la mer des tonnes de piastres des galions échoués à Capsdaque (3).

La même cloche fut plus tard perfectionnée par Halley en 1716.

Théodore Gazza (1472) vint après Sturmius et eut la même idée.

Dans un ouvrage intitulé : *Opusc. perpetua memoria dignissimum.... de motu celerrimo* (*Taisnier, Coloniæ*), livre fort rare

---

1. « Le moral astronôme, — dit Roger Bacon — raconte qu'Alexandre-le-Grand s'est servi de machines avec « lesquelles on marchait sous l'eau, sans péril de corps, et ce prince eut le plaisir d'observer « les secrets de la mer. »

2. Mœller. Pneumatothérapie. Bruxelles.

3. Fontaine. Effets physiologiques et applications thérapeutiques d'air comprimé.

aujourd'hui et imprimé à Cologne en 1562, on trouve le récit d'une expérience faite à Tolède en 1538. Pendant le règne de Charles-Quint, qui, dans l'intervalle de ses guerres, accueillait favorablement les belles-lettres et les arts, deux Grecs descendirent devant la Cour dans les eaux rapides et profondes du Tage.

Ils se couvrirent d'un large chaudron renversé et purent aller jusqu'au fond du fleuve, sans se mouiller ni éteindre le feu qu'ils avaient emporté avec eux.

Quelques années avant l'impression de l'ouvrage de Taisnier, Léonard de Vinci, chez qui le savant accompagnait l'artiste, décrivit dans un de ses célèbres manuscrits un appareil qui servait aux pêcheurs de la mer des Indes à ramasser des perles.

On conserva longtemps à la Bibliothèque Ambroisienne à Milan, un dessin de lui, représentant une cuirasse cerclée, coiffant la tête, le tronc, et ne s'affaissant sous la pression de l'eau.

Ces manuscrits, appartenant jadis à la Bibliothèque nationale (Mss 2037 e 2038) et transportés depuis à celle de l'Institut, proviennent de la Bibliothèque Ambroisienne et furent rapportés en 1796 par Bonaparte, à sa seconde campagne d'Italie. L'un d'eux (Mss. 2037, folio 18 recto), renferme le dessin d'un curieux appareil, composé de deux outres superposées, l'inférieure emboitant le thorax, la supérieure aussi volumineuse que la précédente et renfermant de l'air, communique avec l'atmosphère par un long tube dont l'extrémité flotte à la surface, maintenue par une planche de liège.

A gauche du dessin et écrit à rebours, ce texte en italien :

.... Questo strumento susa nel mare dindia alchavere le perle affasi di corame conispessi cerchi accio che il mare nonlarichivga esta disopra il chompagno cholla barcha aspettalo, ecquesto pesca perle e choralla cochialli di venti daneve (e ?) et choraza di spuntoni preposti.

.... On fait usage de cet instrument dans la mer des Indes pour extraire les perles ; on le fait de cuir avec d'épais cercles, afin que la mer ne le ferme pas. Au-dessus se tient le compagnon avec la barque à l'attendre. L'autre pêche des perles et du corail ; il a des lunettes à neige en verre, et une cuirasse hérissée de grandes pointes.

Dans un recueil de dessins de Léonard de Vinci, provenant

de la même source et actuellement conservés aux archives du Louvre, sous le titre : *Disegni di Leonardo da Vinci* (Carlo Giuseppe Gerli, Milanese 1784), on voit, planche XXVII, deux têtes plongées sous l'eau. On lit auprès de la première : « Dandar sotto aqua » (d'aller sous l'eau). Partant de la bouche, un long tuyau, soutenu par un morceau de liège. Près du tuyau : « channa » (chalumeau), et au-dessous du disque : « sughero » (liège).

La tête située au-dessous du nageur, soutenu par une bouée, est recouverte d'un large masque dont ce nageur devait se couvrir quand il voulait abandonner sa bouée et plonger. Le petit orifice de l'extrémité terminale du masque était l'orifice de communication de l'air au moyen du channa.

Ces deux planches, qui ne manquent pas d'intérêt, ont besoin, pour être mieux comprises, d'être étudiés ensemble. Je les ai reproduites en partie.

L'une d'elle est extraite d'une traduction d'une grande valeur des manuscrits de Léonard de Vinci, ouvrage couronné (prix Bordin), et dû à un savant Léonardiste, conservateur-adjoint au Musée du Louvre, M. Charles Ravaisson-Mollien. L'autre est tirée du recueil de Giuseppe Gerli, publié à Milan en 1784.

Près de cent ans après, François Bacon (1) décrivit des cuves en métal destinées à travailler sous l'eau (1620).

On s'en servit en 1665 pour retirer sur la côte occidentale d'Écosse, près de l'île de Mull, trois des canons de l'Invincible Armada coulés depuis 1588.

La relation de ce travail a été faite par un savant du temps, Georges Sinetain. Il est probable que c'est à cette recherche que

---

1. François Bacon : Novum organum.

fait allusion dans ses œuvres un contemporain de ce dernier, le professeur St-Clair de Glascow 1669.

De nombreux essais furent faits, à partir de ce moment, sur plusieurs points de l'Europe.

La première application scientifique (1) ne fut faite qu'en 1782 par la société des sciences de Harlem, qui inaugurait une ère nouvelle en mettant au concours les questions suivantes :

  1° Décrire l'appareil le plus propre à faire des expériences sur l'air condensé de la façon la plus commode et la plus assurée ;

  2° Rechercher avec l'appareil l'action de l'air condensé dans les différents cas. S'occuper entre autres de la vie animale, de l'accroissement des plantes et de l'inflammabilité des différentes espèces d'air.

Aucune recherche réellement sérieuse n'eut de succès, mais en 1800, paraissait une lettre d'Achard, au citoyen Van Mons, lui donnant des explications sur la germination des graines et la léthargie des animaux renfermés dans la cloche à compression. Un fragment de cette lettre, publié dans les *Annales de chimie (T. XXXVII, an IX)* suit *in extenso* et montre que l'idée de la société de Harlem n'avait pas été abandonnée.

Extrait d'une lettre de M. Achard au citoyen Van Mons.

    « Berlin, 16 décembre 1800.

« J'ai fait quelques expériences sur la germination des
« graines dans l'air comprimé. Le résultat en est que les
« graines germent d'autant plus vite que le fluide est plus
« comprimé ; la différence est considérable. J'ai fait, en
« même temps, des expériences sur la durée de la vie des
« animaux dans de l'air comprimé à différents degrés, et

---

1. Pravaz : Effets physiologiques et applications thérapeutiques d'air comprimé.

« j'ai trouvé que, dans de l'air trois fois plus dense que l'at-
« mosphère, un animal vit, sous circonstances égales à ailleurs
« et dans des volumes égaux d'air, cinq fois plus longtemps
« que dans l'air atmosphérique. Il est remarquable que lors-
« qu'on comprime l'air jusqu'à une densité environ triple,
« l'animal tombe dans un état d'inaction et de sommeil lé-
« thargique ce qui, apparemment, est une suite de la pression
« exercée sur le cerveau. Après que cet état a duré plus long-
« temps, l'animal reprend son activité naturelle ; après quoi il
« tombe dans un état d'anxiété ordinaire qui augmente, gra-
« duellement, jusqu'à la mort. Il est encore remarquable que
« l'économie animale ne souffre pas de cet état de compression.
« J'ai tenu dans de l'air réduit au 1/4 de son volume des oi-
« seaux pendant une heure et je les ai remis ensuite à l'air
« libre ; ils se sont très bien trouvés et n'ont donné aucune
« marque d'incommodité. »

Bachaumont (1) raconte « qu'une commission de l'Académie
des sciences fut chargée d'examiner au Pont-Royal, près de la
rue de Beaune, une machine construite par un homme des
côtes ; celui-ci se faisait fort de rester ainsi assez longtemps
sous l'eau. Cet appareil, principe du scaphandre, était en cuir
et entourait le corps presque complètement. Les académiciens,
ne voyant dans cette idée qu'une question de maraudage, ne
donnèrent aucune suite au projet (23 juin 1774).

A la même époque, Edmond Halley (1716), Martin
Triewald en Suède (1732), Leupold en Allemagne (1774),
Backer et Charles Spalding en Angleterre (1775), l'abbé de la
Chapelle à Paris (1779), et enfin Smeaton et Rennie (1788),
ingénieurs anglais, comme Halley, inventèrent ou citèrent des
appareils analogues.

2. Bachaumont : Mémoires secrets, XVIII vol., année 1774.

De cette excursion extra-médicale dans le passé des temps, on doit tirer un certain enseignement. On voit avec étonnement la lenteur qui a présidé à ces découvertes successives et on a peine même à croire que l'esprit humain n'en ait pas tiré parti plus tôt.

Sortons de ce long aperçu historique pour revenir aux applications qui intéressent plus notre sujet.

Bien longtemps avant eux, Végétius avait décrit en latin (1) un instrument destiné à aller sous l'eau.

Ces appareils ou d'autres plus compliqués, devaient servir plus tard, sous l'impulsion donnée par la campagne de Bonaparte en Egypte, à opérer des fouilles au fond du Nil et à en rapporter les antiques vestiges de la splendeur des Pharaons, qui enrichissent maintenant nos musées.

Successivement perfectionnés depuis, ils sont devenus le scaphandre tel que nous le possédons maintenant.

Halley et Nysten, qui avaient remarqué que l'air des mines devait être plus salutaire à cause de son augmentation sous un faible volume, pensèrent qu'on pourrait utiliser cette compression sous des cloches.

Les premiers travaux furent assez pénibles, à cause de la présence de l'air vicié, mais Halley et après lui Smeaton, y ayant remédié en injectant de l'air sous la cloche, au moyen d'une pompe foulante, ils devinrent plus faciles.

En 1820, le Dr Hamel, descendant dans une cloche à plongeur à Howth, près de Dublin, ressentit de vives douleurs d'oreilles. Il publia son observation. Colladon renouvelant l'expérience dans le lac de Genève, éprouva les mêmes symptômes et publia à son tour, la relation d'une descente en mer, sous la cloche à plongeur (Paris 1826).

1. Vegetius. Art de faire la guerre.

Il faut arriver enfin à Junod, Pravaz, Tabarié qui, utilisant les données jusqu'alors connues, commencèrent la 3e période, et posèrent les bases du traitement (1). A l'instar de Clanny de Sunderland et de Murray de Belfast, qui travaillaient en même temps et séparément à la même idée, Junod, né dans les Alpes, et à qui la connaissance parfaite des montagnes de l'Europe, avait facilité les études sur les variations barométriques qu'il suivait depuis plusieurs années, conçut le projet de soustraire, soit une partie, soit la totalité du corps à la pression atmosphérique. Dans ce but, il fit construire une sphère de cuivre, dans laquelle pouvait s'asseoir une personne. Le sujet était soumis, une fois isolé à la pression générale, à des variations de pression, au moyen de deux corps de pompes, l'une aspirante qui raréfiait l'air, l'autre qui le comprimait.

L'appareil de Junod, différait de celui de ses prédécesseurs Murray et Clanny en ce que ceux-ci n'avaient visé que la peau. Junod opérait sur les surfaces cutanées et pulmonaires. Le rapport qui avait été présenté à l'Académie des sciences eut moins de succès que ses « ventouses monstres, » qui fonctionnaient déjà à l'Hôtel-Dieu.

---

1. Le premier institut national thérapeutique fut fondé à la fin du siècle dernier par Beldoès, professeur de chimie à l'université d'Oxford. Une commission de savants composée de Davy, Darwin, Towsend et Jenner, ayant donné un avis favorable, une souscription nationale avait été immédiatement ouverte pour cet établissement. Les instruments qui servirent furent, dit Aragò, construits par Watt, dans ses ateliers de Soho.

Beldoès, dont le traitement consistait à faire inhaler de l'azote, de l'oxygène, du protoxyde d'azote, de l'acide carbonique, fit paraître à Bristol un curieux catalogue des maladies qu'il traitait. Sa méthode est maintenant abandonnée.

Longtemps avant lui, près de deux siècles avant Junod, Henshaw avait construit en Angleterre un appareil à chambres closes, à l'aide duquel il faisait respirer de l'air condensé; au moyen d'un système ingénieux, on expirait dans l'air raréfié (Londres, 1644.) Cet appareil, que nous ne citons qu'au point de vue historique, tomba aussitôt que construit, à cause de ses imperfections. La priorité de l'idée n'en revient pas moins à Junod et à Pravaz qui, dans leurs écrits, ne citent rien de cet essai, qu'ils devaient certainement ignorer.

Magendie, le rapporteur de la commission (1), jugea que l'appareil fort intéressant pour un cabinet de physique, n'était susceptible d'aucune application médicale.

Quatre années plus tard, vers 1838, le Dr Pravaz, de Lyon, et un ingénieur du nom de Tabarié, s'occupèrent à leur tour de la question.

En 1832, Tabarié dans un pli cacheté, lu seulement à l'Académie des sciences en 1838, regardait dans son enthousiasme l'air comprimé comme spécifique des pneumopathies.

Pravaz fit ses recherches à Lyon, et Tabarié établit à Chaillot l'instrument dont devait plus tard se servir le professeur Bertin, à Montpellier.

Leur travail obtint un rapport favorable de la commission de l'Académie des sciences et une récompense de 2,000 francs qui fut une sorte de consécration officielle. (Prix Monthyon 1852).

Dubreuil de Marseille, qui lui aussi en 1848 avait étudié de près la question, recommanda les bains d'air comprimé, s'appuyant sur ce fait que l'air étant élastique, pénétrera en plus grande quantité s'il est refoulé dans l'organisme.

L'élan était donné, de tous côtés on construisit des appareils à inhalations d'air comprimé. Les premiers essais sérieux avaient été faits par Pravaz au moment de l'épidémie de grippe de 1837 et avaient donné de bons résultats (Dr Gubian, 1837).

Tandis qu'en France, Millet et Jourdannet à Paris, Bertin à Montpellier, étaient les seuls à construire des appareils à compression, l'Allemagne, moins rapide dans les oscillations de sa pensée, mais plus persévérante dans les entreprises de l'intelligence, continuait l'idée développée. Elle fut imitée par

---

1, Les membres de cette commission étaient Velpeau, Flourens, Roux, Andral, Rayer, Lallemant, Duméril et Serres.

les peuples voisins chez qui la méthode prit une extension plus considérable qu'en France.

En même temps, à quelques années de distance, sur tous les points de l'Europe, se fondèrent des établissements médicaux (1).

L'Amérique nous emprunta aussi la méthode et n'eut qu'à s'en louer.

Pour ne nous occuper que des applications qu'on fit à Paris, il faut citer les établissements successifs de Leval-Piquechef, de Fontaine, de M. Dupont.

Divers autres essais furent faits dans des laboratoires ou dans des hôpitaux.

P. Bert (2) expérimentant dans l'appareil de Jourdannet, et à sa demande, ne fit que répéter les expériences de ses prédécesseurs, en les critiquant, mais il eut le mérite d'éclairer la question en donnant une démonstration aussi complète que possible des effets nuisibles et mortels de l'air trop comprimé.

Une cuve à air comprimé fonctionna quelque temps à l'hôpital Beaujon et à Lariboisière; une autre fonctionne encore à l'hôpital St-Antoine, dans le service de M. Tapret, une cloche analogue avait été installée, pour les opérations, dans le service de M. Péan à St-Louis.

Avant la vulgarisation de la cocaïne, l'hospice des Quinze-Vingts, en avait fait établir une, qu'on ne put utiliser parce qu'elle avait été mal comprise et mal construite.

Nous ne parlons que pour mention des nombreux appareils

---

1. Tutsek, à Munich ; Lewistein et Weil, à Berlin ; Lange, à Johannisberg et Goettingen ; R. von Vivenot, à Vienne; Sandhal, à Stokolm; Berkard, à Londres; Hoyges, à Pesth ; von Cube, à Menton ; Bieders, à Worms, Sieffermann, en Alsace; Huguet de Vars, à Madrid ; Mack, à Reichenhall ; Fornalini, à Milan. D'autres encore à Melbourne , New-York, Chicago, Wiesbaden, Nice, Ems, Altona en Danemark et Ben Ridding en Ecosse.

2. P. Bert. Pression barométrique. (Paris, 1878).

portatifs répandus tant en France qu'à l'étranger et qui, sans remplacer absolument l'appareil fixe, donnent cependant de bons résultats (1).

Afin de terminer cet historique, suffisamment long pour prouver l'intérèt de la question, citons les noms de tous ceux qui s'en sont occupés :

Freüd, Elsasser, Panum, Von Liebig, Mayer, Hervier, St-Lager, Hoppe, François, Rameaux, Bucquoy, Pravaz fils, Folëy, en dehors de tous ceux plus haut cités.

Tous ont laissé des travaux parfois contradictoires, mais ayant tous une certaine valeur.

Enfin, de nos jours l'air comprimé est entré dans la thérapeutique courante et continue dans la même proportion à se vulgariser en Europe.

2. Brosike de Berlin, Haucke de Vienne, Waldenburg, Geigel, de Leipsick, Dupont de Paris.

CHAPITRE III.

Aperçu sur les conditions d'un bon air respirable et sur la physiologie respiratoire.

L'action que l'air exerce sur l'organisme, varie dans certaines limites, suivant son degré de pureté, sa température et sa pression, ce qui revient à peu près à ce qu'on enseignait au temps de Lavoisier, c'est que l'air le plus salubre est celui qui n'est ni trop pesant ni trop léger, car son excès de pesanteur et sa trop grande rareté sont nuisibles.

Nous ne donnerons qu'un très rapide aperçu sur les qualités d'un bon air respirable.

L'air se compose de 3 groupes nettement tranchés.

1° Oxygène, azote, argon (1).

2° Vapeur d'eau, acide carbonique.

3° Ammoniaque, acide azotique et ses sels, carbure d'hydrogène, ozone, iode, particules salines, organiques et organisées. En plus de ceci, toutes les impuretés de l'air atmosphérique.

L'oxygène entre en moyenne dans l'air pour 20,96 %

---

1. L'argon est un des gaz de l'atmosphère tout récemment découvert par deux savants anglais, M. W. Ramsay et lord Raleigh. Etymologiquement, argon veut dire oisif, — inactif. Ce gaz (densité : 19,22) est représenté par 1 dans 100 volumes d'azote.

MM. Ramsay et Raleigh ayant été frappés de la différence qui existait constamment entre l'azote atmosphérique et l'azote artificiellement préparé, furent amenés par ce fait à la découverte de l'argon. M. Ramsay l'a trouvé depuis en combinaison avec l'hélium dans la clévite.

M. Berthelot, qui a spécialement étudié la question, a remarqué qu'il existait une relation évidente entre les raies du spectre de l'argon et les aurores boréales et la lumière zodiacale. *(Conférence faite à la Société de Paris par M. Ramsay. Voir les n°ˢ de la Revue rose du 16 février et du 2 novembre 1895).*

(Regnault). Smith, le regarde comme mauvais à 20,6. Une bougie s'éteint dans les mines à 18.55 ; à 15.52 la respiration est gênée, et l'air devient asphyxiant quand il ne reste plus que 9,80 % de ce gaz. La syncope survient au bout de deux minutes. La diminution de pression atmosphérique amène la raréfaction absolue d'oxygène qui produit des effets analogues, ce qui explique aisément la gêne de la respiration, pendant les temps d'orage.

Il n'y a dans le 3ᵉ groupe que l'ozone et les germes atmosphériques qui présentent pour nous quelqu'intérêt. L'ozone, découvert en 1840 par Schoënbein n'est autre chose qu'une modification allotropique de l'oxygène ; sa molécule renferme 3 atomes d'oxygène, tandis que la molécule d'oxygène n'en renferme que deux.

Ce gaz se trouve en quantité plus grande la nuit que le jour et, sur les lieux élevés, arrête les putréfactions. Sa présence d'ailleurs, est incompatible avec les miasmes de l'atmosphère.

L'air normal renferme à peu près 0,006 de poussières minérales ou organiques par mètre cube. (Expér. de Tissandier au Champ de Mars.)

Les impuretés de l'air varient, augmentant avec la température et au moment de l'été ; elles diminuent en hiver et sous l'influence de l'humidité. Ce sont des spores de penicellium, aspergillus, bothrytidées, torulacées.

Un centimètre cube de l'air du parc de Montsouris, ainsi qu'il appert des recherches de M. Miquel, directeur de cet Observatoire, renferme en moyenne   300,000 spores.

Chaleurs humides de l'été . .   200,000   —

Atmosphère froide de l'hiver.   1,000   —

Ce nombre de bactéries diminue avec l'accroissement et la sécheresse de la température; cette dessication enlève la faculté de germer, de sorte qu'un air dont l'état hygrométrique est relativement faible, est plus apte au bon accomplissement de l'acte respiratoire. On sait que l'organisme présente aux microbes deux surfaces de faible résistance, l'une, la muqueuse respiratoire, humide toujours chargée de germes qui ne demandent qu'à évoluer à l'aide de la vapeur d'eau que contient l'air ; l'autre, la muqueuse digestive, toujours en contact avec les substances alimentaires et chargée des microbes de l'air ambiant.

L'atmosphère, heureusement, se purifie par l'action puissamment absorbante de la mer, qui sans cesse, par son action attractive, engloutit les germes aériens. Les vents des régions supérieures apportant un air purifié, riche en ozone, complètent cette grande action antizymotique.

Certains corps gazeux ou organiques que renferme l'air varient avec les milieux industriels. Les analyses de l'air de certains quartiers de Londres ont révélé la présence d'acide sulfureux, quoiqu'en moindre quantité au milieu de Hyde-Parc. A Paris, on rencontre des sulfhydrates et acétates d'ammoniaque. L'air pestilentiel qui vient de la banlieue Nord contient des corps organisés en quantité considérable. Les villes industrielles du Nord, riches en filatures, renferment une proportion de fibres végétales et de particules de carbone bien au-dessus de ce qu'elles devraient avoir. Il résulte de tout ceci, que ces impuretés augmentent en raison directe des agglomérations humaines et sont en rapport étroit avec la nature du sol. Ainsi pour n'en citer qu'un exemple, des analyses de Lemaire ont prouvé que l'air malsain de la Sologne, assaini maintenant par les routes nombreuses, les plantations de sapins et les défrichements, est bien moins riche en zooglées que ne le sont les régions marécageuses d'autres contrées. L'air idéal serait certainement l'air de la campagne élevée et boisée. Elle doit être boisée, car les végétaux, les forêts surtout, accomplissent la grande œuvre d'assainissement, et d'expérience à montré que le nombre de bactéries croissait en raison inverse de l'altitude.

Le tableau ci-dessous de P. Miquel, pour 10 mètres cubes d'air, donne le nombre de bactéries :

2-4,000	Cimes neigeuses. . . .	o bactérie.
560	Lac de Thoune	8 —
560	Hôtel de Bellevue (auprès)	25 —
560	Hôtel id. (chambre)	600 —
115	Parc de Montsouris. . . 7,600	—
70	Rue de Rivoli 55,000	—

N'a-t-on pas d'ailleurs, depuis un certain nombre d'années organisé en différents points de l'Europe, notamment dans l'Engadine, des sanatoria élevés. Ces établissements fonctionnent normalement, contrairement à l'idée de Jourdannet (1) que les points culminants sont plus nuisibles qu'utiles pour la santé publique.

L'homme consommant le 1/4 de l'oxygène contenu dans son air respiratoire, il faut maintenant examiner quelle est la valeur de la capacité pulmonaire. La pneumatométrie, montre qu'elle varie avec la taille des individus. (Observations d'Arnold.)

Hauteur du Corps	Volume en C. C.
154.5 — 157.	2635
164.5 — 167.	3287
174.5	3844

En résumé :

1° Petites tailles	3000	
2° Moyennes	3500	En moyenne.
3° Grandes	4000	

1. Jourdannet. Air raréfié à l'imitation de celui de la montagne. (Paris 1863).

La capacité vitale diminue physiologiquement après 35 ans et pathologiquement avec les affections pulmonaires.

La nuit, l'absorption d'oxygène l'emporte sur l'exhalaison. Le mouvement inverse se produit le jour ainsi qu'il résulte de ces deux observations de Pettenkoffer et Voït sur la respiration humaine :

Volume d'oxygène absorbé		Oxygène renfermé dans CO_2 exhalé	
Jour.	. 234,6	387,6	
Nuit.	. 474,4	275,3	I. Marche légère
	———	——	Sommeil.
	709	662,9	
Jour.	. 294,8	643,3	
Nuit.	. 659,7	290,6	II. Travail fort
	———	——	pénible.
	954.5	933,9	

L'oxygène à peine dissous par le plasma, comme Fernet l'a démontré, est immédiatement pris par les globules. A chaque respiration, il en entre 4,87 et il en sort 4,27 sous forme de CO_2. Le rôle physiologique de l'hémoglobine produite est d'absorber l'oxygène dans le poumon.

Il existe cependant des variations de toutes sortes. Ainsi le sang des vaisseaux à jeun absorbe plus d'oxygène que celui des animaux en digestion. Dans les maladies chroniques, le chiffre d'hémoglobine suit des diminutions variables. Les dernières périodes de la gestation sont caractérisées par une diminution de la proportion des globules d'où l'état d'épuisement qui précède la parturition.

Parmi les causes pathologiques, les phlegmasies aiguës augmentent la consommation d'oxygène.

Enfin, un dernier calcul nous montrera qu'avec 16 respirations en moyenne par minute, la muqueuse pulmonaire absorbe : 19 à 25 litres d'oxygène — en poids, 28 à 36 gr. et exhale : 15 à 20 l. de CO_2 — — 29,5 à 39,5.

Il est donc introduit par jour 10,000 litres, soit 417 par heure. Dans le cas de chambre absolument close, ce serait 4 m. c. par tête et par heure qui seraient nécessaires, mais l'expérience prouve que cet air était doublé et même triplé par les ouvertures et les fissures des parois. (F. Leblanc).

CHAPITRE IV.

Effets physiologiques de la compression sur les différents systèmes de la vie organique. Théorie chimique.

Les recherches physiologiques concernant les effets produits par l'air comprimé ont été faites tour à tour par les premiers médecins qui se sont occupés de la question, par les ingénieurs qui relataient ponctuellement leurs sensations propres et celles de leurs ouvriers et enfin par des savants de France ou d'Allemagne qui l'approfondirent par des expériences de laboratoire.

Pol et Wattelle (1), les premiers, firent la distinction des phénomènes de compression de ceux de décompression.

Le séjour dans l'air très raréfié ou très comprimé ayant été au début considéré comme mauvais, les expérimentateurs n'ont opéré qu'à faible ou moyenne pression, soit jusqu'à 5 atmosphères exclusivement.

1º Phénomènes compressifs.

La première impression ressentie en entrant sous la cloche à air comprimé est une douleur déchirante de l'oreille, résultant de l'inégalité de pression qui s'exerce sur le tympan. La douleur intolérable ne cesse parfois que par la déchirure de la membrane. (Obv. de Cézanne au pont de Sgédezin.) Elle est variable d'intensité et plus considérable chez les hommes ivres (Triger.)

---

1 Pol et Wattelle : Des effets de l'air comprimé. Annales d'hygiène et de médecine légale. 1854.

Le Dr François, médecin des travaux du pont de Kehl, était quatre jours sans pouvoir ausculter librement. Goldsmith, médecin de l'usine de Graffenstaden, vit les effets pénibles disparaître en se bouchant les oreilles avec du coton, ce qui avait pour but, ainsi que l'a démontré expérimentalement le professeur Rameaux, de Strasbourg, de retarder la propagation des pressions.

D'autres firent cesser les douleurs, en déglutissant ou en respirant fortement.

La voix est altérée ; une cantatrice qui s'était mise à la disposition de R. de Vivenot gagnait un 1/2 ton. En augmentant la pression, Triger dit que la voix devient nasonnée, qu'il est impossible de siffler à trois atmosphères, et qu'il est même difficile de parler.

Respiration. — Pol et Charles Mathieu (Puits de Douchy) ont remarqué la diminution de la fréquence des respirations. L'expansion thoracique est à peine perceptible. Hamel (cloche de Heath), dit n'avoir rien éprouvé de semblable. Par contre, l'amplitude augmentant (1), la capacité pulmonaire prend des dimensions plus grandes. M. Bucquoy a montré à l'aide du spiromètre de Boudin que l'air comprimé augmentait la capacité respiratoire à tel point qu'elle persistait encore une demi-heure après la sortie de l'appareil.

Pravaz mesurant avec l'anapnographe de Bergeon et Kastus les modifications de l'amplitude de la respiration, a trouvé que si on exprimait

Par 1	l'étendue du mouv^t respiratoire à 76 c.	
elle devient	1,06	$76 + 19$
	1,18	$76 + 38$
	1,09	76×2

1 Voir le graphique de R. de Vivenot.

Le ralentissement respiratoire se fait d'un 1/3 à 1/4 (R. von Vivenot), mais chaque respiration plus ample se mesure au thoracomètre par l'abaissement du foie de 0,015 à 0,020 millimètres. L'ampliation totale, prouvée par l'aiguille de l'instrument, se montre dans les deux diamètres, horizontal et vertical. Elle persiste après le bain, d'après les assertions de Pravaz et de Vivenot, qui opérant sur 122 bains avaient gagné 743 c. c. soit 24 °/₀ de la capacité initiale.

Alors par ce fait d'un apport plus considérable d'air, l'oxygène ayant une plus forte tension, ce qui favorise la combinaison de de l'oxygène avec les globules, il en résulte une exagération de combustion caractérisée par une augmentation de CO_2 .

Le travail était rendu plus facile, par suite du peu d'essoufflement. (Triger. Mines de Chalonnes.)

Circulation. — Pour Pol et Wattelle, le nombre des pulsations diminue avec fréquence habituelle au retour. Ces faits sont en contradiction avec les recherches de M. Bucquoy, établies par ce tableau :

Nombre d'observations	Pouls à air libre	Pouls pendant les différents temps de la compression		Différences
10	77.85	L'air arrivant	100.05	22.20
9	77.08	15 minutes	90.12	13.04
7	75.39	25	86.80	11.41
28	76.05	30	81.57	5.32
11	76.59	60	83.58	6.99
5	76.50	120	83.30	7

Les assertions du professeur Rigaud et du Dr François, confirment le travail de M. Bucquoy. Les ouvriers auraient de 80 à 90 pulsations pendant le repos et de 90 à 100 pendant le travail.

M. Ritter, cependant, descendant un jour dans les caissons avec un léger mouvement fébrile, vit en une heure son pouls tomber de 95 pulsations à 75. La tension artérielle est augmentée, et la circulation capillaire modifiée dans les réseaux superficiels, ainsi que le prouvent la pâleur de l'oreille du lapin, la décoloration du fond de l'œil à l'ophtalmoscope. (R. de Vivenot). En résumé, gêne de circulation artérielle et facilité de circulation veineuse. Le sang veineux présente un aspect rutilant qui persiste longtemps.

Cette rutilance, constatée un jour d'accident chez un ouvrier tubiste du pont de Kehl, est due à de l'oxygène inemployé. En effet, conformément à la loi de Dalton sur la solubilité des gaz dans les liquides, l'absorption d'oxygène est plus considérable sous la cloche et l'organisme n'en emploie pas plus qu'à l'air libre. Il reste donc une réserve d'oxygène qui en quelque sorte artérialise le sang.

La température du corps, augmente de 0,3 au dire du Dr Losch, de St-Pétetsbourg, chez 10 tuberculeux qu'il avait soumis au traitement par l'air comprimé, chez deux autres, il remarqua au contraire, une faible diminution de température.

Nous avons joint à cette étude, deux séries de graphiques, pris au sphygmographe sous la cloche à air comprimé.

Les deux expériences ont été consécutives. La première a été de 1 heure et demie et la pression atteinte, 0,30^c.

Compression : 30 m.
Stade d'arrêt : 30 m.
Décompression : 30 m.

1° H = 77 c. Pression normale.
2° H = 77 + 10.

Le pouls bat avec une violence considérable, ainsi qu'on peut s'en assurer en regardant le tracé.

3° H = 77 + 20 à 10 minutes.

L'intensité diminue, quoique cependant

plus considérable que dans le graphique initial.

4° $H = 77 + 25$ à 20 minutes.

L'acuité de l'angle compris entre les deux lignes systolique et diastolique est moindre ; elle reste ainsi jusqu'à la décompression.

5, 6° $H = 77 + 30$ à 30 minutes.

Deux courbes, l'une prise au début, l'autre à la fin du stade d'arrêt.

Le pouls, dans les deux, se ralentit d'une façon notable.

7° $H = 77 + 25$ à 60 minutes.

Intensité plus grande (Même courbe que numéro 4.)

8° $H = 77 + 20$ à 70 minutes.

Le pouls reprend le caractère saccadé et même plus encore, qu'il avait pendant la compression. On retrouve dans l'angle du sommet l'acuité remarquée à la période citée.

9° $H = 77 + 10$ à 80 minutes.

Mêmes caractères, mais diminution de violence. Rythme cardiaque parfaitement régulier.

10° $H = 77$. Retour à la pression normale.

Peu de différence avec le premier graphique.

En résumé, de cette observation on peut conclure avec Rigaud et François qu'il y a pendant la compression, augmentation de la tension artérielle, que cette tension est plus élevée, aussi pendant le temps d'arrêt et qu'à la décompression, on remarque une hypertension plus grande encore jusqu'à ce que le pouls ait repris son type normal.

La seconde expérience a donné les mêmes résultats concluants. Elle n'a duré que 15 minutes, soit :

> Compression : 5 minutes.
> Stade d'arrêt : 5 minutes.
> Décompression : 5 minutes.

On a fait monter la pression à 35^c, 5^c de mercure de plus que dans la précédente. La compression et l'arrêt se sont effectués normalement, la décompression seule a été un peu pénible. Nous avons à ce moment éprouvé une pesanteur de tête et quelques étourdissements, qui ont cessé rapidement à la sortie de l'appareil.

1°	H $= 77$	1 minute.
2°	H $= 77 + 20$	2 minutes.
3°	H $= 77 + 25$	4 minutes.
4°	H $= 77 + 30$	5 minutes.
5°	H $= 77 + 35$	8 minutes.
6°	H $= 77 + 30$	10 minutes.
7°	H $= 77 + 20$	12 minutes.
8°	H $= 77 + 5$	14 minutes.

Dans cette observation comme dans la précédente, la tension artérielle a subi une marche analogue, la diminution de cette tension correspondant au point maximum de pression $77 + 35$.

Le graphique double qui accompagne les tracés du sphygmographe, donne le schéma de la pression dans les deux expériences, la ligne des abcisses représentant les hauteurs barométriques et celle des ordonnées, le temps parcouru. Les points notés de ces 2 courbes correspondent chacun aux tracés successifs des deux expériences.

Nutrition. — Le poids des malades du Dr Losch diminua

sensiblement, fait qui semblerait être en contradiction avec l'exagération d'appétit constatée chez les ouvriers tubistes.

Ces chez mêmes malades, la quantité d'urée éliminée s'accrut, tandis qu'on constata une diminution de chlorure de sodium, ce qui prouverait une augmentation de la combustion intime des tissus. La diurèse était également plus grande.

Secrétions. — Toutes les secrétions sont augmentées. Au dire de Colladon, de Genève, Sauter, l'ingénieur de Heath, avait constaté chez lui une diurèse plus considérable. La quantité d'urée, d'abord en croissance, devint peu à peu stationnaire avec le séjour prolongé. Chez un mineur de Douchy, nommé Pellabon (1), les fonctions de la peau, devenue sèche et rugueuse, étaient suspendues, et la sécrétion rénale très augmentée. On remarque aussi de la sialorrhée. Ces constatations furent faites sans analyses complémentaires.

Locomotion. — Toutes les personnes qui, par profession ou mues par un sentiment de curiosité, eurent occasion de descendre dans les tubes ou sous la cloche pneumatique, constatèrent rapidement une alacrité extraordinaire. A Chalonnes, Triger dit que les ouvriers montaient l'échelle sans fatigue, qu'ils faisaient une somme de travail plus considérable, les fardeaux leur semblant moins lourds.

Innervation. — Nous avons déjà cité plus haut cette impression pénible de l'ouïe. L'odorat et le goût sont eux-mêmes altérés.

Les fonctions intellectuelles sont plus développées. Folëy avait observé une surexcitation cérébrale qui se traduisait par un verbiage insolite et inconscient. J. Lange, de Johannisberg, trouva une élasticité et une fraîcheur d'esprit plus considérable. Colladon regarde cet état comme à peu de chose près

---

1. Pol et Wattelle. Loc. cit.

analogue à l'état d'ébriété consécutif aux inhalations de protoxyde d'azote.

Au contraire, François et G. Lange affirment que l'air comprimé produit un état sédatif considérable et prédispose au sommeil (1).

2° PHÉNOMÈNES DÉCOMPRESSIFS.

Il n'a jamais été observé d'accident de décompression jusqu'à 2 atmosphères. Passé cette limite, on cite un prurit opiniâtre de la peau (2), des gonflements douloureux musculaires et des douleurs périarticulaires.

Au-dessus de 3 atmosphères, et nous ne citerons ces faits que pour mémoire, car ils s'écartent des limites de notre sujet, les accidents sont graves et parfois même mortels. Leroy de Méricourt cite le cas d'une compagnie anglaise de la mer des Indes, qui sur 24 plongeurs en aurait perdu 10 de paralysie. La profondeur maxima n'excédant pas 50 mètres, soit près de 4 atmosphères en plus.

Quand la compression est peu considérable, ces troubles disparaissent quelques heures après la sortie. Maintenant ces phénomènes subissent des variations individuelles.

La prophylaxie la plus sage, et d'ailleurs tous les auteurs l'ont admise sauf Folëy, consisterait à opérer une lente décompression. C'est ce qui a lieu dans le bain d'air comprimé ou le stade de décompression est égal à celui de compression.

3° THÉORIE CHIMIQUE DU BAIN D'AIR COMPRIMÉ :

P. Bert (3) qui, à l'instigation de Jourdannet, étudia la question de l'air comprimé, déduisit de ses nombreuses expériences les conclusions suivantes :

---

1. P. Bert. Loc. cit.
2. Ce prurit a reçu des ouvriers tubistes le nom expressif de *puces*.
3. P. Bert. Loc. cit.

« Les modifications dans la pression barométrique, n'ont
« d'influence sur la vie animale et sur la vie végétale que par
« les changements qu'elles apportent dans les changements de
« l'oxygène ambiant et les changements qui en résultent dans
« le processus chimique de la nutrition. »

Nous citerons textuellement l'interprétation qu'il donne du
bain d'air comprimé :

« L'action de l'oxygène se porte sur le système nerveux et
« rappelle celles des poisons convulsivants. Cette influence sur
« le système nerveux central est la conséquence d'un trouble
« profond dans les actes chimiques de la nutrition et tout
« semble démontrer, comme je l'ai assez longuement établi,
« que les oxydations intra-organiques sont enrayées par
« l'excès d'oxygène. Il y aurait là quelque chose qui rappelle
« de loin la combustion du phosphore s'arrêtant dans l'air
« comprimé.

« Les incidents convulsifs apparaissent chez les mammifères
« dans des cas rares, il est vrai, dès la pression de 10 atmos-
« phères d'air. Or, des ouvriers ont travaillé à 5 atmosphères.
« Il est donc permis de supposer que l'oxygène à une dose si
« voisine de la dose convulsive doit être à la longue la cause
« chez eux de troubles plus ou moins importants. Je crois
« notamment que c'est à lui qu'il convient de rapporter
« les phénomènes anémiques et dyspeptiques et l'espèce de
« cachexie que présentent après un certain temps les ouvriers
« des tubes.

« C'est à lui que je n'hésite pas à rapporter également les
« améliorations dans certains états pathologiques qui ont été
« constatés chez les ouvriers des tubes et dont la thérapeutique
« par l'air comprimé a fait un si utile usage. Les ouvriers
« atteints de certaine inflammation de la muqueuse respiratoire
« voient leur état soudainement amélioré par l'entrée dans

« les tubes, et l'on n'a pas craint à l'encontre de la physique
« d'expliquer ce mieux être par un écrasement de la muqueuse,
« d'où ralentissement de la circulation dans les parties enflam-
« mées. J'ai insisté déjà sur cette erreur dans le chapitre
« préliminaire de ce travail.

« Pour moi, après avoir vu de très hautes doses d'oxygène
« produire des effets aussi violents, je ne m'étonne pas que
« des doses beaucoup plus faibles aient sur l'organisme une
« action de cette valeur. Les doses mortelles m'ont paru,
« entre autres symptômes, supprimer la secrétion urinaire et
« augmenter les secrétions buccales ; elles diminuent considé-
« rablement les phénomènes calorigéniques. Rien d'étonnant
« je le répète, que de moindres doses arrêtent les phénomènes
« inflammatoires. »

CHAPITRE V.

Applications thérapeutiques.

Dubreuil de Marseille, ainsi que nous l'avons déjà dit, s'appuyant sur les recherches de Junod, Pravaz, Tabarié et sur les relations des ingénieurs qui s'occupaient de travaux sous l'air comprimé, fut un des premiers à conseiller le bain d'air. L'ingénieur Triger qui, en dirigeant ses travaux, était à même de surveiller ses ouvriers tubistes, avait remarqué que dans l'air comprimé, l'acuité de l'ouïe était généralement augmentée; un des ouvriers même, sourd depuis 10 ans, recouvrait facilement l'ouïe. De plus, en raison de la plus grande densité de l'air, la voix devenait plus retentissante, les sons gagnaient en intensité et prenaient un timbre métallique fort prononcé. La fatigue était moindre qu'à l'air libre, l'essoufflement plus difficile et la faim plus supportable. La soif n'existait guère, quoique la sudation fut très abondante. L'appétit était augmenté, la respiration plus facile; on sentait une vigueur nouvelle et une alacrité extraordinaire s'emparer de son être et de son intellect.

De l'idée à la pratique il n'y avait qu'un pas. Pravaz fit construire un appareil un peu différent de celui de Junod, et fit paraître ses premiers essais sur des sujets pathologiques, tandis que Junod n'avait opéré que sur des sujets sains. Tabarié l'imitait en 1838; et leur exemple était bientôt suivi par les docteurs Nichet, chirurgien de la Charité, et Laroche, chirurgien militaire de Lyon.

L'enthousiasme du début fit de la méthode une panacée;

alors se succédèrent, sans ordre, améliorés, stationnaires ou guéris toutes sortes de cas divers (1).

Pravaz, mettant un peu d'ordre dans cette nomenclature, posa les conclusions suivantes :

Les modifications imposées à l'organisme par l'air comprimé sont chimiques et mécaniques. Elles ont pour conséquence une usure plus grande des matériaux, un déblai plus rapide des déchets éliminés par la circulation veineuse et par les émonctoires, dont quelques-uns, comme les reins et les glandes salivaires, fonctionnent davantage. Cet entraînement doit être complété par une alimentation plus réparatrice, qui appelle une stimulation considérable de l'appétit, constatée chez les ouvriers de Kehl et les plongeurs. On a remarqué, effectivement, qu'ils faisaient une consommation plus considérable d'alcool, de matières grasses et de substances azotées, que quelques-uns mêmes étaient atteints de boulimie. La force musculaire en était accrue et on élevait ainsi la valeur organique du sujet.

Il fait deux classes des effets thérapeutiques ;

1° Médication pneumatique dérivative, au moyen de laquelle il s'agit de s'opposer aux congestions sanguines ou séreuses;

2° Médication d'entraînement ou plutôt modificatrice de la nutrition. Dans cette seconde classe, rentrent les diathèses.

Waldenburg posa très nettement les indications.

Les trois conditions dans lesquelles le traitement par l'air comprimé s'impose sont celles-ci :

1° Augmenter la force contractile du cœur et la tension dans le système aortique;

---

1 Accidents épileptiques, torticolis, strabisme, chorée, rachitisme, scrofulose, conjonctivites, hémoptysies.

2° Accroître. le degré de la circulation sanguine dans la grande circulation;

3° Dégager la petite circulation et surtout combattre la stase pulmonaire.

Le plan de Fontaine (1) est à peu de chose près identique:

1° Augmentation de la tension d'oxygène dans le but de suroxy-géner le sang;

- Anémie.
- Cachexie.
- Diabète.
- Albuminurie.
- Goutte.
- Obésité.

2° Augmentation de pression ayant pour fin la décongestion des muqueuses hypérémiées;

- Laryngite chronique.
- Coryza aigu ou chronique.
- Surdité catarrhale.

3° Combinaison d'accroissement simultané de pression et de tension d'oxygène.

- Asthme catarrhal.
- Coqueluche.
- Bronchite chronique.
- Emphysème pulmonaire.
- Déformations thoraciques.

L'indication devient dans ce cas, soit la décongestion des muqueuses, soit l'augmentation de la capacité pulmonaire, soit la suroxygénation du sang.

Les inspirations d'oxygène pur (méthode de Beldoès) présentant des inconvénients graves, étaient remplacées par les inhalations d'air comprimé.

Le bain était incontestable dans les phlegmasies chroniques de l'appareil digestif, amenant du rachitisme et très efficace pendant la période de puberté.

Par son influence sur l'hématose, il était indiqué contre la chlorose et les troubles nerveux. Enfin, contre la diathèse

1. Fontaine. Loc. cit.

strumeuse et contre la surdité, il trouvait encore son emploi.

Dans le chapitre suivant, avant d'aborder l'étude du traitement des maladies, nous étudierons la question de la compression sur les différents systèmes.

En outre, il est non seulement avantageux d'appliquer l'air comprimé à la cure de nos maladies, mais encore il est possible d'ajouter à cette atmosphère des substances chimiques ayant pour but d'en augmenter le coefficient thérapeutique.

Cette idée, qui n'a rien de nouveau, dans le principe, remonte aux origines de la médecine. Hippocrate (1) vantait les fumigations odorantes. Gallien, imitant la méthode, conseillait aux Romains de son époque de vivre dans les cavernes de l'Etna et du Vésuve, dès qu'ils ressentaient les premiers symptômes de la tuberculose.

Les Gaulois d'après la conquête venaient inhaler à Bourbon-Lancy les eaux thermales et minéralisées de la Lymbe. Ces eaux faisaient irruption sous une voûte en s'y pulvérisant; au dessus de leur lit étaient scellés aux deux côtés de la voûte de larges barreaux de fer sur lesquels se couchaient les malades qu'entouraient ces vapeurs (2).

Arétée préconisait les atmosphères salines, ainsi que Marcellus Empiricus (IVe siècle). Au IXe siècle, les Arabes, sous l'impulsion de Rhazès, employaient aussi des fumigations aromatiques, selon la méthode Hippocratique.

Vers 1625, Benett et Willis tentèrent d'établir cette idée en Angleterre et furent les précurseurs de Beldoës. Le traitement de ce dernier reçut les appréciations favorables de Bayle et de Laënnec qui faisait alors vivre des phtisiques dans des chambres tapissées de fucus vésiculosus. Lazaretto, dans son établis-

---

1 Hippocrate. *De morbis*, liber secundus.

2. H. de Bosia. De l'arthritisme aux Eaux thermales de Bourbon-Lancy.

sement de Pitch-House, préconisait les émanations goudron-
nées, et c'est depuis lui qu'on emploie avantageusement dans
la coqueluche l'atmosphère des salles d'épuration des usines à
gaz (1).

Le Dr Sales Girons, de Pierrefonds, présenta le 5 juillet 1879
à la Société de médecine pratique, l'idée d'un inhalatorium à
eaux minérales, idée émise avant lui par le Dr Auphan, d'Euzet-
les-Bains. Trousseau recommandait souvent cette méthode.

En 1861, des médecins russes, entr'autres Sdekauër et Linger,
employèrent en chambre close des pulvérisations de perchlo-
rure de fer dans les hémophtysies graves.

On trouvera plus loin, sous forme de tableau, la liste des
substances thérapeutiques qu'on peut employer pour créer des
atmosphères artificielles, soit que ces substances soient inhalées
par le simple fait de leur évaporation, soit qu'elles soient, à
l'aide d'un pulvérisateur, divisées à l'infini et projetées sur les
parois de la chambre respiratoire.

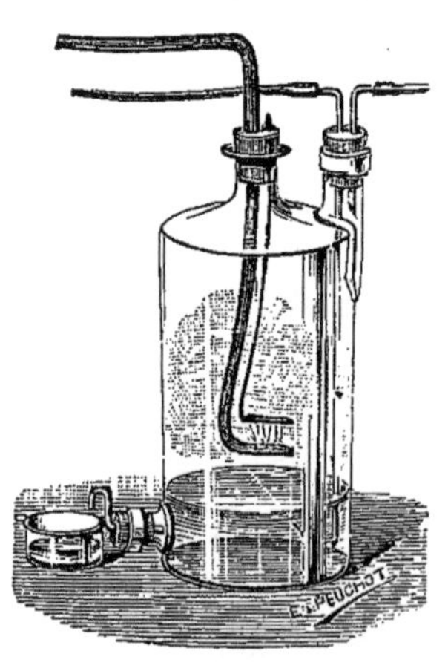

INHALATEUR.

L'inhalateur dont la description
trouve ici sa place naturelle se compose d'un flacon à 3 tubulures et
d'une contenance de plusieurs litres.
Son tiers inférieur est rempli d'une
solution quelconque. Des deux tubulures supérieures, la médiane
laisse passer l'eau d'un branche-
ment qui arrivant avec une certaine
pression vient se briser sur une lame
horizontale et se pulvériser dans le
flacon. Par la tubulure latérale supérieure arrive l'oxygène préparé
comme nous l'expliquerons plus loin. Il traverse l'atmosphère

1. Moëller. Loc. cit.

médicamenteuse et pulvérisée de l'appareil, pour sortir par un autre tube et se répandre dans la chambre respiratoire.

Comme le flacon serait vite rempli par le fait de cette pulvérisation constante, un siphon inférieur, ajusté à la troisième tubulure, en règle le niveau.

CHAPITRE VI

Appareils et méthodes actuellement existants.

On fait la compression de l'air de deux façons. Ces deux procédés sont la compression par :

1° Chambres pneumatiques fixes.

2° Appareils transportables.

1° *Chambres respiratoires.*

La chambre respiratoire fixe est un cube, un sphéroïde ou un cylindre, d'un volume de 6 à 12^{mc}. Les parois sont en fer laminé (1) de 12 millimètres d'épaisseur. Les ouvertures se composent d'une porte à fermeture autoclave, solidement

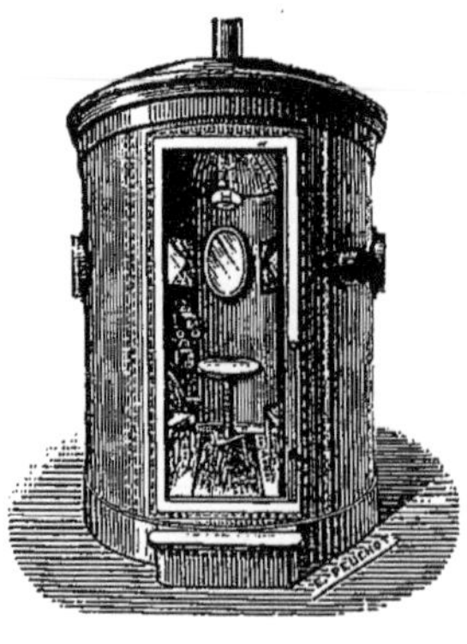

CHAMBRE RESPIRATOIRE

boulonnée, de hublots épais, et d'un sas à air qui permet d'entrer dans l'appareil sans interrompre l'équilibre de pression.

L'air, venant par la partie inférieure, y est envoyé soit par une pompe à compression, soit par un compresseur hydraulique, soit par les organes de canalisation d'air.

L'air vicié s'échappe par le haut de l'appareil.

L'appareil contient extérieurement un manomètre dont la

---

1. Le fer laminé fut à l'origine substitué à la fonte à la suite d'un accident qui eût lieu au Puits de Douchy, le 20 décembre 1846. M. Comte fit à cette occasion paraître un travail où il donnait comme causes de cet accident la déformation lente de la fonte, soumise à une pression constante et à des variations de température. (*Annales des Mineurs*, 4° série, t. IX, p. 121.)

lecture règle les conditions de l'expérience. On commence les premières séances à une pression minima de 0,05^{cm} pendant un temps de 30 minutes, puis on augmente, tous les 2 jours, progressivement de 2 à 4^{cm}, jusqu'à ce qu'on soit arrivé à 30 ou 35^{cm} de mercure. Le bain présente une durée totale de 2 heures. Pendant la première demi-heure on élève la pression, l'heure suivante est la période d'état, et on revient à l'air libre pendant la dernière demi-heure, en ayant soin d'opérer toujours lentement.

La respiration normale étant de 500 litres à l'heure, une ventilation énergique devient nécessaire pour le fonctionnement de l'appareil.

Le type des chambres respiratoires fixes est l'Etablissement aérothérapique du Dr M. Dupont. Les cloches, suffisantes pour renfermer deux à trois malades, éclairées par quatre hublots de cristal, sont commodément installées, pour que le sujet puisse y lire ou travailler à son gré. Elles sont éclairées à l'électricité et reliées avec l'extérieur par téléphone. La porte est maintenue par une barre de fer boulonnée, et sur une des parois, un sas à air permet de passer de l'extérieur les livres ou menus objets que désire le malade.

Les cloches de l'Hôpital Saint-Louis et de l'Hôpital Saint-Antoine dont nous avons antérieurement parlé sont, à part les questions de confortable, construites sur le même principe. Un établissement similaire, succursale de celui de la rue des Pyramides, fonctionne depuis peu à Arcachon sous la direction du Dr Barbaud.

2° *Appareils transportables à double action.*

Le premier en date des appareils transportables est celui de Waldenburg, modifié depuis par Storeck, Frœukel et établi en France par Walker-Lécuyer.

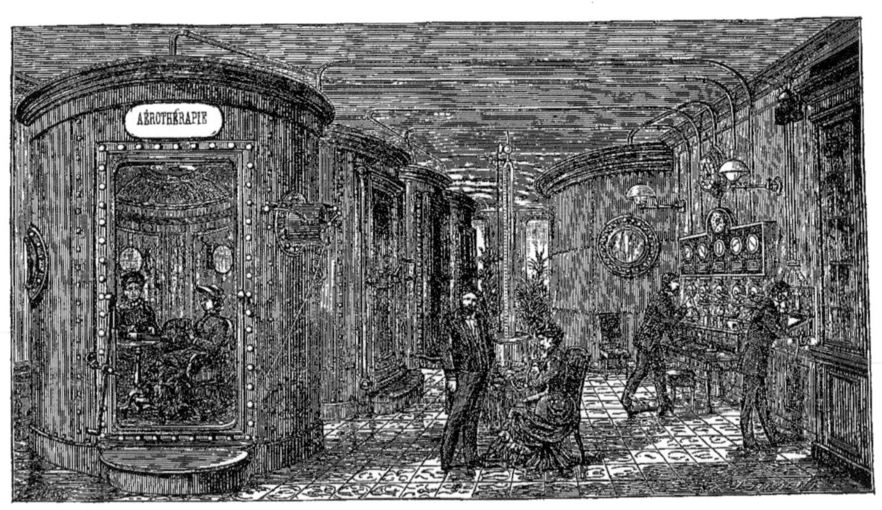

VUE D'ENSEMBLE DE L'ÉTABLISSEMENT AÉROTHÉRAPIQUE DE LA RUE DES PYRAMIDES.

Un autre, d'un transport plus facile, est celui du D̲ᵣ M.
Dupont, et a, par sa simplicité, en même temps que ses avantages, valu à son auteur les honneurs du Prix Barbier en 1882.

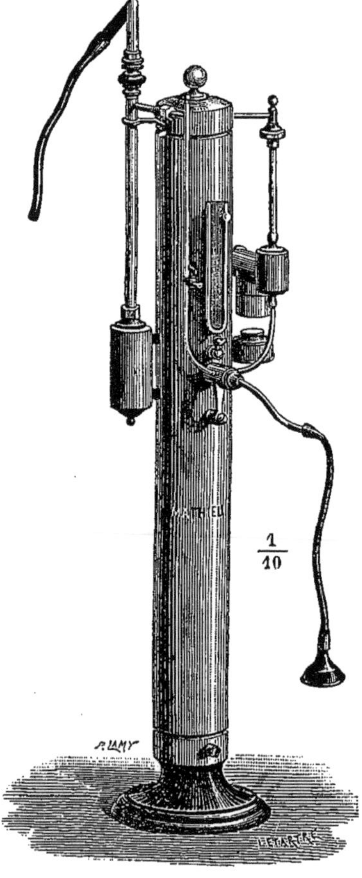

APPAREIL AÉROTHÉRAPIQUE
du Dᵣ Maurice Dupont.

L'appareil aérothérapique
portatif fournit de l'air comprimé et de l'air raréfié simul-
tanément, de telle sorte que
l'inspiration et l'expiration s'ef-
fectuent dans des milieux différents.

Il fonctionne au moyen
d'une pression d'eau de dix
mètres environ : il se compose
d'un cylindre de cuivre avec
un pied en fonte. Sur le tube
supérieur, on adapte un tube
de caoutchouc qui le relie à
une prise d'eau, le tube placé
en arrière sert à l'écoulement
de l'eau qui ne fait que traverser l'appareil et peut être
recueillie pour un autre usage.
Le tube de gauche portant le
petit robinet, régulateur de la
pression, donne l'air raréfié, le
tube portant l'étuve, l'air comprimé. L'embouchure que le
malade applique sur la bouche
est reliée au robinet central par un tube de caoutchouc : ce
robinet est à deux directions; d'un côté il peut être mis en
communication avec le tube à air raréfié, de l'autre avec le tube
à air comprimé : ainsi par le déplacement du robinet de gauche

à droite ou de droite à gauche, le malade se met en rapport alternativement avec l'air comprimé et avec l'air raréfié. La manœuvre est la suivante : le malade est assis devant l'appareil, le masque appliqué sur la bouche, la main sur la poignée du robinet : veut-il inspirer de l'air comprimé, il place le robinet dans la direction de droite ; l'inspiration terminée, il expire dans l'air raréfié en mettant le robinet dans la direction de gauche. Le manomètre à mercure indique la pression de l'air comprimé et de l'air raréfié, pression qui ne doit pas dépasser trois centimètres en plus ou en moins : soit un et demi en moyenne ; se basant sur les indications du manomètre, on augmente ou on diminue la pression en modifiant l'ouverture du robinet d'eau. Sur le côté droit de l'appareil est placée une étuve dans laquelle l'air comprimé s'échauffe ou se charge de vapeurs médicamenteuses, ce petit robinet placé sur le tube de l'air raréfié sert à graduer l'aspiration.

Ces inspirations dans l'air comprimé avec expiration dans l'air raréfié, constituent une gymnastique respiratoire des plus actives, pour assurer le fonctionnement des poumons chez les malades dont la ventilation pulmonaire est incomplète.

Ce dernier appareil ne peut être utilisé que dans les cas où on peut avoir à sa disposition une pression d'eau suffisante. Dans d'autres cas, on peut se servir du spiromètre du même auteur.

Le spiromètre est un instrument composé de deux flacons gradués de 5 litres, à demi pleins d'eau et communiquant inférieurement. L'un des flacons est muni d'un tube aspirateur, l'autre communique librement avec l'air. Pour constater la capacité pulmonaire, on élève un des flacons au-dessus de l'autre assez pour que ce dernier soit plein et l'autre vide, au point de niveau se trouve le zéro de la graduation. Après une large inspiration, on se sert du tube aspirateur pour souffler dans le flacon plein. La pression pulmonaire étant supérieure à la pression atmosphérique, l'eau descend jusqu'à un point quelconque, 2,500 ᶜᶜ, moyenne de la capacité pulmonaire.

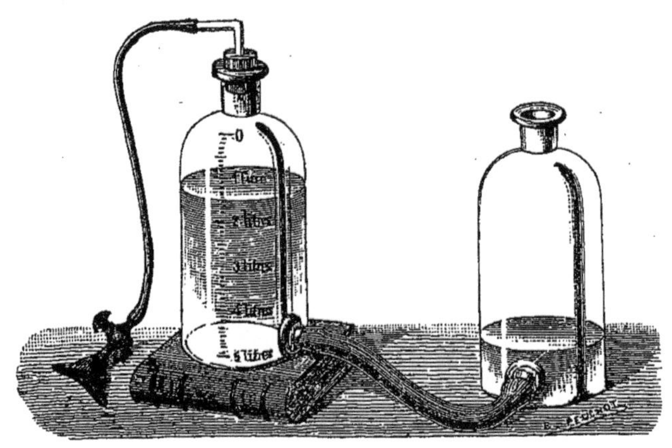

SPIROMÈTRE.

Les chiffres suivants, empruntés au travail d'Hutchinson, qui avait reconnu que la capacité vitale du poumon était en raison directe de la taille, donnent le rapport qui existe.

Cette proportionnalité a été considérée comme une règle absolue sous le nom de loi d'Hutchinson :

Taille en pieds et en pouces.		Capacité vitale en pouces cubes.
5,00 à 5,01		174
5,01	5,02	182
5,02	5,03	190
5,03	5,04	198
5,04	5,05	206
5,05	5,06	214
5,06	5,07	222
5,07	5,08	230

5,08	5,09	230
5,09	5,10	246
5,10	5,11	254
5,11	6,00	262

Cette loi a été vérifiée par Schneevogt, qui a publié ces chiffres :

Taille en centimètres.	Volume d'air en centilitres.
169	330
169	320
161	325
172	325
164	270
171	345
169	315
168	310
170	340
170	360
170	325
170	325
172	345
173	330
157	265
167	310
160	295
182	520
166	390
176	370
176	380
165	350
148	230
190	450

182	450
155	260
181	415
170	340
175	370
168	305

Ce tableau est en rapport avec les observations d'Arnold, et avec le suivant, qui est d'une lecture plus facile :

Homme	1,50	à	1,60	2,700 à	3,000 cc
	1,60		1,65	3,000	3,500
	1,65		1,75	3,500	4,000
	1,75		1,80	4,000	5,000
Femme	1,50		1,55	1,500	2,000
	1,55		1,60	2,000	2,500
	1,60		1,65	2,500	3,000

La spirométrie est l'auxiliaire nécessaire du traitement aéro-thérapique ; elle permet de contrôler quotidiennement et d'inscrire graphiquement les résultats acquis par le traitement. Elle permet, en outre, d'obtenir une gymnastique respiratoire très active, chez certains malades, dont on veut augmenter la capacité pulmonaire, diminuée par des causes pathologiques du poumon ou de ses annexes.

Le spiromètre, à notre sens, peut avoir une autre affectation que l'instrumentation clinique, et nous avons imaginé, d'après les indications du Dr M. Dupont, l'appareil suivant, qui permet non seulement d'inhaler de l'air ou de l'oxygène comprimé, mais encore de faire traverser par ces milieux gazeux, comprimés, des liquides ayant une valeur thérapeutique variant suivant les cas. Ces inhalations médicamenteuses auraient l'avantage, très appréciable, d'être faites à une pression supérieure à l'atmosphère. Elles seraient, en moyenne, d'après le calcul approximatif, fait à raison de 1 centimètre de mercure pour 10 centimètres d'eau, de 4 ou 5^{cm} , ce qui ferait une pression oscillant de 79 à 81 centimètres de mercure.

L'appareil se composerait de deux montants gradués de 0^{m}120. Le long de l'un de ces montants, et à l'aide d'une poulie et d'un contre-poids, on peut faire monter et descendre à volonté un des récipients du spiromètre. L'autre est fixe et occupe la place de la graduation sise entre 40 et 80^{cm}. Ces deux récipients, d'un volume de 5 litres, communiquent par un tube en caoutchouc, sis inférieurement. Le récipient fixe, dans lequel l'air arrive librement ou qu'on peut faire communiquer avec un récipient d'oxygène est accompagné d'un flacon barbotteur à inhalations médicamenteuses auquel peuvent respirer plusieurs malades (1).

Deux cas se présentent :

1° Les récipients communiquent horizontalement. Alors, égalité de pression.

2° On fait mouvoir l'un des deux récipients. Par le fait de sa descente, il emprunte l'eau du récipient fixe qu'on ferme alors hermétiquement au moyen d'un bouchon tubulé. Par le fait de son ascension, il se vide dans ce récipient fixe en comprimant graduellement et progressivement l'air ou la substance gazeuse qui sont obligés de traverser le flacon médicamenteux pour se rendre au poumon.

Cet instrument, nous l'avons déjà dit, sert aussi bien comme inhalateur d'oxygène comprimé que comme inhalateur d'air comprimé.

Dans le premier cas, le dispositif est un peu plus compliqué. Dans un flacon, suivi d'un autre flacon laveur et aromatisé, on verse autant de fois 1 litre d'eau oxygénée sur 100 grammes de

1. Cf. Planche 5.

peroxyde de manganèse, qu'on veut avoir de fois 20 litres d'oxygène (1).

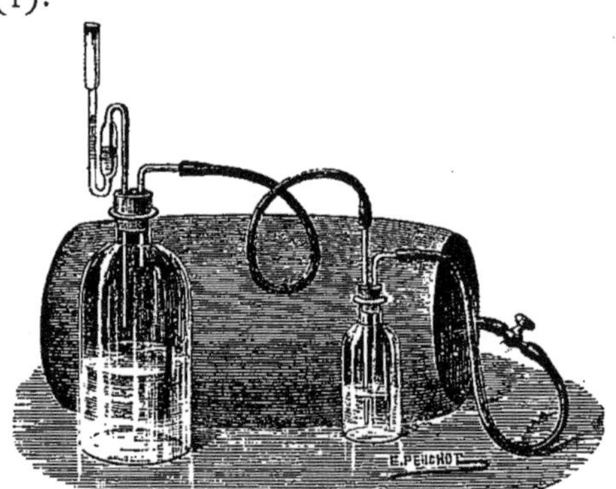

APPAREIL A PRODUCTION D'OXYGÈNE.

L'oxygène ainsi produit se rend dans un récipient métallique muni d'un manomètre. Il serait facile de mettre en communication ce récipient avec le flacon fixe du spiromètre modifié et de respirer ainsi de l'oxygène comprimé par la colonne liquide de l'autre flacon. Le débit d'oxygène pouvant n'être pas supérieur à cette pression au moyen d'un dispositif spécial.

Nous nous sommes longuement étendus sur l'autre manière d'utiliser l'appareil.

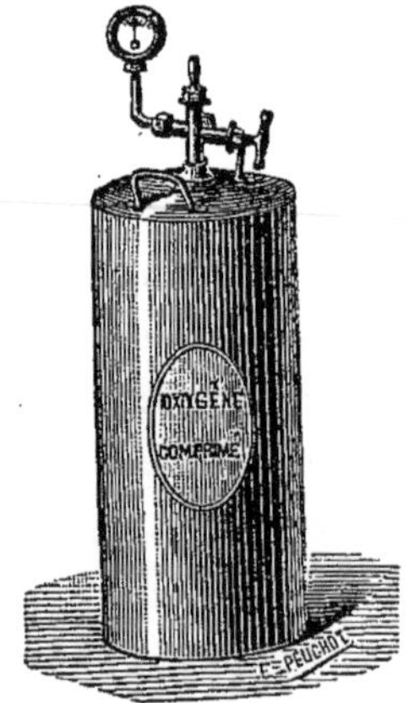

RÉCIPIENT D'OXYGÈNE.

Quoiqu'il en soit, qu'on fasse inhaler au malade de l'oxygène ou de l'air comprimé, on peut encore donner à cette atmosphère qu'il respirera, une valeur thérapeutique nouvelle en l'obligeant

1. Préparation de l'oxygène à l'état naissant. Procédé Dupont. Bulletin de Thérapeutique, 1887. 2° semestre.

à traverser un flacon plein de substances médicamenteuses diverses.

A l'hôpital Saint-Joseph où nous avons employé cette méthode dans le service du Dr Tison, nous en avons retiré de bons résultats, dans plusieurs cas de tuberculose pulmonaire au 2e degré.

Les substances utilisées ont été, le menthol cristallisé, le permanganate de potasse, à 1 pour 4,000, la solution térébenthine au 1/3 et le gaïacol, comme l'a conseillé et employé dans son service, M. Labadie-Lagrave, pour la tuberculose pulmonaire. Nous avons, en outre, usé de ce mélange :

> Menthol. . . . 10 gr.
> Eucalyptol. . . 20
> Gaïacol. . . . 50
> Glycérine. . . 150

Formule de Dupont, qui l'utilise dans son inhalateur-insufflateur à oxygène.

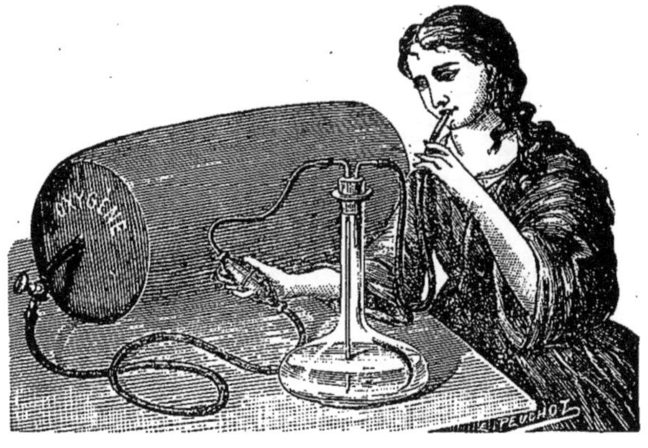

APPAREIL INHALATEUR-INSUFFLATEUR A OXYGÈNE.

Nous avons résumé dans le tableau suivant, une classification méthodique de médicaments susceptibles d'être employés dans les maladies de l'appareil respiratoire avec leur posologie et le but qu'on se propose en les employant.

Tableau des applications thérapeutiques des substances inhalées.

MÉDICAMENTS classés par action thérapeutique.	ENUMÉRATION Doses pour 500 gr. d'eau.	BUT PROPOSÉ.	MALADIES TRAITÉES.
Emollients	Glycérine. Althea officinalis, 2-20 gr. Verbascum thapsus, 2-25 gr.	Favorise la secrétion bronchique. Légère anesthésie des tissus.	Affections du larynx, du poumon.
Astringents	Froid. Tannin, 8-20 gr. Alun, 10-25 gr. Perchlorure de fer, 1-25 gr. Sulfate de zinc, 0.50-0.10 cent. Extrait de ratanhia. — de monesia. Acétate de plomb.	1° Resserrent les vaisseaux capillaires de la muqueuse. Décongestionnent ; 2° Coagulent les liquides séro-albumineux. Tarissent les secrétions. Ne les donner qu'après avoir essayé les émollients.	Ulcérations du pharynx, larynx. Trachée. Bronchorrée. Tuberculose pulmonaire. Bronchectasies. Emphysème. Hémoptysies. Coqueluche.
Excitants	Chlorure de sodium, 5-8 gr. Sels ammoniacaux. Carbonates alcalins, 5-10 gr. Nitrate d'argent, 0.50-2 gr. Oxygène, 30-60 litres. Chlorate de potasse, 1-10 gr.	Irritation substitutive. Modification de la secrétion de la muqueuse respiratoire. Favorise l'expultion. Action antidyspnéique.	Bronchectasies. Larynx. Trachée. Tuberculose pulmonaire. Angine diphtéritique. Ozène. Laryngite syphilitique. Névralgies.
Antiseptiques	Essence de térébenthine, 5-20 gr. Goudron (eau de), 100-400 gr. Acide phénique, 4-5 gr. o/o. Acide benzoïque. Benzoate de soude, 50 gr. Créosote, x gouttes. Salycilate de soude. Thymol. Permanganate de potasse, 0,50 o/o. Benjoin (papier). Eau de chlore. Ozone.	Ralentir la putréfaction des matières organiques. Eupnéiques.	Gangrène pulmonaire. Tuberculose pulmonaire. Bronchites fétides. Anémie. Tuberculose pulmonaire.

Altérants	Iode, 0.02-0.50 cent. Iodure de potassium, 1-10 gr. Arsenic (Fowler), xx gouttes. Sublimé, 0.10-1 gr.		Pharyngite, laryngite syphilitiques. Pharyngite granuleuse folliculaire. Syphilis.
Narcotiques, Antispasmodiques	Opium, 0.50-5 gr. Stramoine (teinture, 1-5 gr.) Jusquiame (extrait, 2-10 gr.) Belladone (teinture, 0,50-3 gr.) Nitrate de potasse [papier]. Eau de laurier cerise, 3-20 gr. Feuilles de digitale (teinture, 1-5 gr. Chloroforme. Ether sulfurique. Ether amylique (nitrite d'amyle, iv-v.) Iodure d'éthyle. Protoxyde d'azote. Camphre. Azote.	Toux et dyspnée douloureuse des tuberculeux. Toux. Catarrhe. Toux hystérique. Sédatif dans les affections douloureuses des organes respiratoires. Contre la fièvre des tuberculeux. Maladies à élément nerveux, spasmodique. Eupnéique. Affections spasmodiques respiratoires. Eréthisme dans la tuberculose.	Tuberculose pulmonaire. Emphysème. Asthme. Asthme. Angine de poitrine. Asthme nerveux. Spasme de la glotte. Tuberculose pulmonaire.

Eaux minérales	Sulfureuses :
	  Aix-la-Chapelle.
	  Eaux-Bonnes.
	  Enghien.
	Alcalines :
	  Ems.
	  Vichy.
	
	Salines :
	  Baden-Baden.
	  Soden.
			Affections respiratoires diathésiques.
			
			Catarrhe du pharynx.
			
			Laryngite.
			Pharyngite.
			Bronchite chronique.
			Emphysème.
			Asthme.

Dans un chapitre précédent, on a vu comment on pouvait faire inhaler ces substances sous forme de vapeurs pulvérisées à l'infini.

Les avantages des appareils portatifs sont incontestables. Leurs résultats sont cependant moins considérables que ceux des chambres respiratoires, à qui on peut faire ce seul reproche, c'est qu'ayant besoin nécessairement d'une force motrice suffisante, on ne peut la trouver que dans les grands centres. Or, ces grands centres, qui sont leur principale raison d'être, présentent le grand inconvénient de ne posséder qu'un air vicié et malsain qui, dit Pringle : « *Plus occidit quam gladius* ».

C'est en nous appuyant sur ces raisons hygiéniques, qu'en collaboration avec le Dr Houssay, nous avons imaginé le plan de l'appareil suivant.

CHAPITRE VII

Description de l'appareil projeté.

L'appareil se compose de deux parties. La pompe à compression mue par un moteur, et la caisse pneumatique accompagnée de ses accessoires ; cette caisse serait posée sur un corps de voiture automobile.

Chambre pneumatique.

Cette caisse pneumatique est un prisme rectangulaire à angles arrondis, dont le grand axe est situé d'avant en arrière. Ses dimensions respectives sont : 2 mètres de longueur et 1^m75 pour ses deux autres dimensions, ce qui fait un volume total de 6 mètres cubes.

Le mobilier, en fer, est réduit à sa plus simple expression. Une chambre intermédiaire, sas à air, qui séparerait la caisse au tiers postérieur est facultative. Les ouvertures qui font communiquer avec l'extérieur, sont une porte métallique, de même épaisseur que les parois, soit 8 $^m/^m$, et devant s'adapter à une rainure, limitée partout par un tube en caoutchouc creux rempli d'air ou de liquide, ce qui permet d'assurer une fermeture hermétique. Cette porte se ferme avec des poignées qui viennent pénétrer à frottement dur, et par 3 barres transversales solidement fixées à des écrous. A la rigueur, un hublot supérieur, fortement boulonné et de dimensions suffisantes pour l'éclairage serait suffisant, mais on pourra également en joindre un de moindre diamètre et situé à la partie antérieure. Deux robinets, l'un sis en bas, permettra l'entrée de l'air amené par la pompe à compression, l'autre, identique et placé en haut, laissera sortir l'air vicié.

Le mobilier se réduira à une table et à des bancs en métal, comme les parois, afin d'être comme elles souvent désinfecté et stérilisé. Un manomètre à mercure, un hygromètre et deux thermomètres intus et extra, compléteront l'appareil. Ces deux thermomètres pourront être fixés au hublot antérieur, ce qui permettra de les comparer facilement et souvent.

La chambre, présentant les dimensions plus haut citées, peut renfermer plusieurs personnes. Sa température intérieure variera suivant les saisons. On pourra, pendant l'hiver, entourer le tube intermédiaire à la pompe et à la caisse d'un manchon d'eau chaude et pendant l'été refroidir les parois par un jet d'eau froide. Un dernier dispositif consiste à déposer dans un angle de la caisse un double récipient, contenant de la soude destinée à faire disparaître l'acide carbonique et du chlorure de calcium qui absorbera la vapeur d'eau.

L'appareil étant ainsi compris, il existe deux manières d'opérer la compression.

La pompe à compression se trouve sur le corps de ce véhicule automobile; une fois arrivée au repos, on interrompt la communication du piston avec les 2 roues motrices et on le met en communication avec une bielle articulée qui commande alors la pompe. Ce moyen qu'on ne peut qu'imparfaitement juger à bien des points de vue, parce que les véhicules automobiles ne sont pas encore tombés dans la pratique courante, serait bien certainement le mode de compression indiqué.

CHAPITRE VIII

Technique du bain d'air comprimé. Fréquence. Durée du traitement.

La totalité du bain d'air comprimé est de deux heures, qui se décomposent ainsi :

> 1/2 heure, période de compression.
>
> 1 heure, stade actif.
>
> 1/2 heure, période de décompression.

D'après l'expérience acquise par tous les hommes compétents, qui ont posé les bases du traitement, la pression initiale ne doit pas dépasser 2/5 d'atmosphères, soit $15^{cm}20$ de mercure. Elle varierait seulement de 25 à 30^{cm}. Le manomètre, d'une lecture facile, servira à régler la pression intérieure de la caisse. Cette pression totale, initiale, deviendra donc : $76^{cm}+30,40=106^{cm}40$, en supposant $H=76$. Les 3 premières séances se feront à la même pression, puis, on augmentera chaque jour de 2^{cm} jusqu'à ce qu'on ait atteint 35 cent. qu'on ne changera pas jusqu'à la fin du traitement $(76+35=111)$.

La pression moyenne oscillera entre 10 et 38^{cm} de mercure.

La compression devra se faire très lentement, pour les dyspnéïques surtout, la lenteur étant la loi fondamentale de l'administration du bain d'air. Quant à la décompression, les aéropathes allemands nous ont enseigné que, pour qu'elle ne présentât pas d'inconvénients, elle devait se faire à raison d'un centimètre par minute.

En principe, il doit exister le moins d'intervalle possible entre les bains. Dans certains cas, il est nécessaire de les espacer, entre autres, chez les emphysémateux, qui traversent des crises pénibles de dyspnée.

Quoiqu'on puisse affirmer que les effets ne se font pas avantageusement sentir avant une série de 20 bains, il est difficile de préciser exactement le temps, la durée moyenne d'un traitement.

Il est des maladies qui cèdent rapidement, comme la coqueluche (20-25 séances, Sandhall). L'anémie exige de 20 à 40 bains ; l'emphysème, l'asthme catarrhal et la bronchite chronique en demandent de 30 à 60. Parmi les plus longues, la tuberculose pulmonaire à forme torpide nécessite de 100 à 120 séances. Les plus courtes, étonnent parfois par la rapidité de évolution. Ainsi, quelques cas de coryza ont été guéris en 3 ou 4 heures.

Quatre heures aussi ont seulement suffi pour arrêter des cas moyens de coqueluche. Des malades, atteints depuis longtemps de surdité chronique, ont entendu instantanément avant la fin de la première séance.

Quelques précautions, toujours le résultat des faits d'expérience, s'imposent dans certaines affections. Pour éviter l'accélération respiratoire dans la coqueluche, il est conseillé de ne pas élever la pression à plus de 20^{cm}. Dans la surdité catarrhale, un bon moyen est de décomprimer par cascade de 0.10^{cm}. Si l'indication générale est de suroxygéner le sang, Hervier et St-Lager, conseillent 0.10 0.15^{cm} de mercure, chiffre qui, avant eux, avait été approximativement fixé par leur maître Pravaz.

CHAPITRE IX

Du traitement des maladies. Du nombre et de la longueur des bains d'air comprimé. Résultats constatés. Cas dans lesquels on pourrait avan-tageusement employer ce traitement.

Il a été fait, depuis un certain nombre d'années, trop d'applications thérapeutiques d'air comprimé, pour que le temps et l'expérience ne se soient pas chargés d'opérer un choix et de modérer l'enthousiasme.

Cependant nous citerons tous les essais fructueux ou non, rationnels ou empiriques qui existent, et comme il importe que cette question, déjà longue par elle-même, comprenne un certain ordre synthétique, nous emprunterons en partie à l'exclusion des autres, cités plus haut, le cadre général de Dujardin-Beaumetz ; dans ce cadre, nosologique, nous ferons rentrer toutes les affections morbides, ayant une certaine affinité les unes pour les autres. Nous terminerons par un ensemble de cas, où on pourrait appliquer avantageusement cette cure.

1° Maladies de l'appareil pulmonaire.

- Trachée. Bronches. — Laryngite. Coryza. Aphonie. Bronchite chronique. Bronchite aiguë. Asthme. Emphysème. Toux nerveuse. Coqueluche.
- Parenchyme pulmonaire. — Tuberculose pulmonaire. Congestions pulmonaires.
- Séreuse pleurale. — Adhérences pleurales.

(Dyspnée.)

2° Maladies de l'appareil circulatoire.

- Maladies du sang. — Chloro-anémie. Anoxhémie. Hypoglobulie. Hémoglobinurie. Hémorrhagies. Cyanose. Ecclampsie. Diphtérie.
- Maladies du cœur. — Lésion compensée. Excès de compensation. Hypertrophie du cœur. Compensation insuffisante. Asystolie.

3° Maladies de la nutrition.

- Rachitisme. Difformités du thorax. Scoliose.
- Scrofulose. Cachexies. Albuminurie.
- Goutte. Arthrite. Obésité.
- Diabète sucré.

4° Utilisation de l'effet mécanique.

- Surdité catarrhale. Hernie.
- Rhumatisme musculaire chronique.

I. MALADIES DE L'APPAREIL PULMONAIRE.

Laryngites. Coryza. — Le premier cas de laryngite, avec aphonie consécutive, traitée par le bain d'air, fut celui de Francœur, membre de l'Académie des sciences qui, sur les conseils d'Arago, suivit un traitement chez Tabarié.

Tous les auteurs qui se sont succédé ont continué ce traitement et rapporté de nombreux cas de guérison.

L'air agit là, contre l'hyperhémie de la muqueuse en s'attaquant à la première condition des altérations pathologiques, l'afflux excessif et la stase capillaire. Ces capillaires superficiels subissent l'action de l'air comprimé, celui-ci les fait contracter, diminue leur diamètre et chasse l'ondée sanguine (Bucquoy).

En outre, une action décongestive entre encore en ligne de compte, action qui est la conséquence naturelle de la grande aspiration veineuse résultant d'une plus grande dilatation thoracique.

On peut comparer ce procédé antiphlogistique à une saignée. Le bain d'air est préférable car il tonifie, au lieu d'anémier.

Enfin, le traitement, en augmentant l'énergie des mouvements respiratoires, donne de la force et de l'ampleur à la voix. Certains orateurs le savent bien et non loin de nous, pour citer un exemple historique contemporain, Gambetta occupait les loisirs que lui laissaient ses adversaires en politique à prendre des bains d'air comprimé, pour raffermir son organe affaibli par la lutte. Certains acteurs, pour qui la voix est une question vitale, ont dû sa préservation à la même précaution. La statistique de Shandall, de Stockolm, présente sur 108 cas, les quatre cinquièmes de guérison.

Bronchite chronique. — L'agent thérapeutique est aussi efficace contre l'hyperhémie du tube trachéo-bronchique et des petites bronches. On peut le considérer comme sédatif et tonique de ces muqueuses.

Ern. Magnant (1), considérant que les appareils pulvérisateurs à substances médicamenteuse provoquaient plutôt un état de fatigue préjudiciable à l'organisme, avait fait construire une chambre respiratoire isolatrice où il ne traitait exclusivement que les affections respiratoires.

Il se servait d'air stérilisé ou chargé de vapeurs balsamiques, se basant sur ce principe qu'il était aussi logique dè faire un lavage, en quelque sorte, antiseptique de l'arbre bronchique malade, que de faire l'antisepsie d'une plaie quelconque. Il

1. E. Magnant. Aérothérapie. Paris-Auteuil, 1889.

employa même de l'air comprimé et chauffé à 35 et 40°, dans le but de stériliser ou de détruire les bacilles de la tuberculose. Cette température était insuffisante pour le but qu'il se proposait, mais il eut cependant des cas notables d'amélioration et même de guérison.

Asthme et Emphysème. Dyspnée. — Une des médications les plus utiles, dans les cas de catarrhe pulmonaire avec complication d'emphysème, consiste dans l'emploi, deux ou trois fois par semaine, d'air comprimé. L'air comprimé agit également dans l'asthme, non dans l'asthme essentiel, mais dans l'asthme nerveux, en combattant l'emphysème pulmonaire. C'est même le seul traitement efficace, dit Dujardin-Beaumetz, avec la médication iodurée comme adjuvant.

Lazarus et Leyden regardent le bain d'air comprimé comme le meilleur moyen employé à briser ce cercle vicieux, constitué par l'asthme, l'emphysème et la bronchite.

Biermer attribue à divers facteurs les effets heureux de l'air comprimé. Il facilite l'inspiration par la pression qu'il exerce à l'extérieur sur le thorax, il facilite aussi l'expiration, la circulation dans les vésicules bronchiques, enfin favorisant l'absorption d'oxygène, soulage ainsi la soif d'air qu'ont les emphysémateux.

La dyspnée de l'emphysème résulte de l'insuffisance de l'apport sanguin et de l'insuffisance de pénétration d'air dans le poumon, ce qui restreint le champ de l'hématose. Ce sont ces troubles de l'hématose qui causent les troubles de nutrition, par combustion incomplète de certains produits trouvés dans l'urine, tels que l'acide urique, l'acide oxalique et l'allantoïne (Marfan).

La grande objection qu'on fait à l'air comprimé, c'est qu'il peut compromettre l'élasticité du poumon déjà affaiblie, causer des déchirures vasculaires et aggraver les expuitions sanguines parfois fréquentes chez les pléthoriques.

Devay, dit n'avoir jamais réussi dans l'emphysème. Quant à l'asthme pur, les avis sont partagés, Shandall, déclare 75,3 °/o et Bertin 95 °/o. Les statistiques concordent peu, mais néanmoins les avis sont unanimes à trouver que cette médication est réellement rationnelle.

Observation I

ASTHME ET EMPHYSÈME.

Due à l'obligeance du Dr Dnpont.

M. B..., 37 ans, homme d'affaires, grande taille, apparences vigoureuses ; comme antécédent personnel, une assez grave bronchite, à l'âge de 30 ans, pendant l'hiver de 1888.

Grand'mère paternelle cardiaque et asthmatique, un frère et une sœur atteints de la même affection. De même son père, qui âgé de 70 ans, souffre encore fréquemment de violentes crises.

A la suite de sa bronchite, il fut pris, pendant une dizaine de nuits consécutives, d'accès de suffocation, de dyspnée pénible, qui duraient en moyenne une heure et l'obligeaient à se lever et à respirer l'air froid tant la situation horizontale lui était douloureuse. La crise cessait par une expectoration spumeuse abondante.

Il resta du mois de février jusqu'en mai dernier, avec une crise analogue tous les 20 jours, épuisant toutes les ressources de la thérapeutique. Le 15 mai, au moment où il commença son traitement, il avait de l'emphysème. La dyspnée devenait intense, sitôt qu'il montait les escaliers, et son état général s'était considérablement modifié. Il souffrait, en outre, d'une dyspepsie professionnelle et d'insomnies, qui lui avaient complètement aigri le caractère.

Les premiers bains furent donnés à une très faible pression, tous les 3 jours, la première semaine, puis tous les 2 jours

ensuite, en augmentant. Le malade, dont la crise s'était atténuée la 1re semaine, la vit disparaître au bout d'un mois. Après
2 mois, il marchait assez rapidement sans essoufflement.
L'auscultation du poumon montrait que l'emphysème avait
diminué. Il n'avait plus de takycardie, son état général s'était
amélioré, ses nuits étaient devenues meilleures et il pouvait
suivre une conversation d'une heure, sans en être autrement
incommodé. A la fin du 3e mois, il eut un accès. Il n'en avait
pas eu depuis le 27 juillet. Plus rien à l'auscultation. Le malade
est parti aux bains de mer le 10 septembre, complètement guéri
après 50 bains.

Il a pu faire de longues courses, nager, même sans essoufflement et sans fatigue, et n'a pas eu depuis le 27 juillet de
nouvelles crises d'asthme.

Observation II.

EMPHYSÈME PULMONAIRE.

Franchet. (Résumé).

M. R..., notaire, 48 ans, antécédents héréditaires asthmatiques. Il y a 10 ans, bronchite depuis compliquée d'emphysème, d'accès de suffocation nocturne, pénibles et fréquents;
angoisse terrible et terminaison de l'accès par une expectoration
abondante, timbre nasonné de la voix. Ascension des escaliers
fort pénible par suite de la dyspnée. Il essaya contre son affection tous les moyens usités en pareille circonstance : saison de
Pierrefonds, cigarettes de datura, papier nitré, tout fut inutile.

Le malade se trouvait bien des voyages et du changement
d'air. Au mois de décembre 1872, il consulta M. Barth, qui
lui conseilla l'usage du bain comprimé. Au début du traitement les symptômes stéthoscopiques présentés par M. R...,
étaient les suivants : sonorité normale, râles sibilants et souscrépitants, surtout à la partie inférieure du poumon droit, bruit
respiratoire affaibli. La capacité pulmonaire, après plusieurs
essais, était de 1.100^{cc}.

Après sept séances, le malade est obligé d'interrompre son

traitement pour retourner dans son pays. A ce moment, râles sous-crépitants et sibilants, le murmure vésiculaire s'entend mieux, la capacité pulmonaire devenue 3,000cc, amélioration sensible. Plus d'étouffements, voix mieux timbrée, plus de dyspnée en montant les escaliers, M. R... nous dit avoir rendu visite à M. Barth, qui a constaté aussi l'amélioration de l'état de la poitrine.

Coqueluche. — Ce traitement est exceptionnel. Personne n'en a, jusqu'ici, donné une théorie suffisante. Cependant, le moyen est trop peu connu et trop peu employé, dit M. Moutard Martin, à côté des bons résultats qu'il donne à toutes les périodes de la coqueluche, et principalement au début, à condition que ce début soit apyrétique. On cite, d'ailleurs, comme guérison le cas de la famille entière d'une de nos célébrités médicales contemporaines, qui avait fait traiter sa femme, sa fille et son fils par les bains d'air comprimé, cure qui fut complète et dans un bref délai.

En un mot, dit Ferréol (1), le traitement présente l'avantage inappréciable de diminuer la quinte, d'exciter l'appétit et d'abréger la durée.

Quoiqu'on ne puisse rien contre l'élément nerveux, que de combattre la tendance à la suffocation et à l'asphyxie, il reste l'action directe contre l'élément catarrhal, et en plus, contre l'anémie qui découle nécessairement de cet état morbide.

Congestions pulmonaires. — Il est de règle, et c'est Dupuytren qui a mis ce fait en évidence, que la convalescence des maladies graves et les brûlures sérieuses amènent des congestions intenses des voies respiratoires, digestives et des centres nerveux. Ces hyperhémies deviennent peu à peu des inflammations extrê-

1. Ferréol. *Gazette Médicale* 1873. (Applic. thérapeutique d'air comprimé.)

ment graves au point de vue du pronostic. Ponfick a même décrit des altérations profondes, parfois, une véritable destruction des globules rouges, qui par leurs stases provoqueraient des embolies capillaires, des infaxtus surtout dans le rein. C'est même cette hypoglobulie externe qui détermine ces morts soudaines, si longtemps inexpliquées et si fréquentes après les brûlures. En dehors de ces congestions, qui relèvent du premier chef du traitement indiqué, il reste toute la série des congestions pulmonaires basiques où l'hyperhémie se trouve encore la première indication à combattre. Quoi que nous ne puissions donner sur ce sujet aucune statistique, nous pouvons affirmer avec les auteurs, que le parenchyme pulmonaire se décongestionne facilement et que l'auscultation et la percussion combinées, révèlent à chaque nouvelle séance, le retour rapide à la perméabilité du tissu.

On pourrait encore ajouter que le traitement est utile dans certaines formes d'atelectasie et de compression pulmonaire, dans la sténose des voies respiratoires et dans presque tous les cas d'asphyxie (Labadie-Lagrave).

Tuberculose pulmonaire. — La tuberculose pulmonaire a été de tout temps le point vers lequel ont toujours convergé les efforts des aéropathes. Efforts louables et parfois couronnés de succès. L'idée nous vint d'Angleterre, de John Sinclair et de Buchan qui, s'appuyant sur l'entraînement des jockeys, pensèrent qu'on pourrait aussi bien opérer sur un champ pathologique (1).

Nous avons déjà cité, quelques pages plus haut (appareil bronchique), l'essai qu'avait fait Ern. Magnant, inspiré des

1. Pravaz. Loc. cit.

doctrines microbiennes de Pasteur. Il pensait, d'après l'axiome connu d'Hippocrate :

Sublata causa, tollitur effectus,

que le bacille détruit, il serait facile d'enrayer la tuberculose, mais il avait compté sans cette loi physique qui veut que le volume varie avec la température.

L'air chaud, sec, est doué d'une grande efficacité thérapeutique, mais pour que son action se maintienne toujours bienfaisante il faut toujours la même quantité d'oxygène qui, forcément, diminue par le fait de la dilatation de l'air.

Le calcul ci-dessous développera mieux l'idée énoncée.

Soit : V, le volume 12,000 l. (chez Magnant).

a, le coëfficient de dilatation $= 0,00366$.

D'après la formule $V' = V(1 + at)$, on a :

$$\begin{aligned}
\text{à } 0°. &\ldots V \ldots 12,000 \text{ L.} \\
35°. &\ldots \ldots 13,237 \\
50°. &\ldots \ldots 14,196 \\
60°. &\ldots \ldots 14,536 \\
80°. &\ldots \ldots 15,513.
\end{aligned}$$

Il a été reconnu que les bacilles perdaient leur virulence par l'élévation de la température ($t = 65°$) et qu'on obtenait la régression des cellules morbides contagionnantes ; mais des recherches plus récentes (Dujardin-Beaumetz), ont prouvé que cette action sur le bacille était insuffisante, qu'il fallait abandonner cette idée de surchauffer l'air respirable et s'en tenir à l'idée seule de médication tonique. Pour Dujardin-Beaumetz, la médication s'adresserait plutôt aux prédisposés qu'aux tuberculeux à la période d'état.

Cependant il existe de nombreux cas dans la science de curabilité de la tuberculose pulmonaire aux deux premières périodes. Le Dr Devay, de Lyon, cite les cas de 7 malades de l'Hôtel-

Dieu, possédant des signes univoques confirmant son diagnostic (hémoptysies, sueurs, amaigrissement).

Chez 5 d'entre eux, il constata à l'un ou aux deux sommets, de la respiration bronchique, des râles crépitants et de la bronchophonie. Les 2 autres avaient des râles caverneux et de la pectoriloquie, 4 mirent deux ans à guérir. Des trois autres, une femme, d'abord améliorée, fit une rechute occasionnée par une grossesse et mourut (1), les deux derniers furent guéris en moins de 14 mois.

« Nous ne possédons — dit Œrtel — aucun procédé théra-
« peutique comparable au bain d'air comprimé, pour combattre
« le processus tuberculeux, et il est établi que nous pouvons
« obtenir des effets remarquables d'un traitement aérothéra-
« rapique institué à temps et continué avec une persévérance
« suffisante là où aucun remède reste désormais inactif. »

L'opinion de M. le Professeur Jaccoud (in-extenso), donne la théorie exacte du fait produit.

« Toutes les fois que vous constatez l'insuffisance respira-
« toire, notamment dans les régions supérieures du poumon,
« chez un individu qui présente d'ailleurs l'indication du trai-
« tement prophylactique de la phtisie, vous devez recourir à
« l'aérothérapie. Les avantages de ce traitemeut ne se sont pas
« bornés à ses effets mécaniques. Pour en apprécier toute la
« valeur, il faut encore tenir compte de ses effets chimiques,
« qui sont les suivants : Accroissement dans l'absortion de
« l'oxygène. Augmentation de la proportion de CO^2 dans
« l'air expiré. Ces modifications amènent, à la longue, une
« activité plus grande de la nutrition, démontrée par l'aug-
« mentation du poids du corps et, en outre, selon l'expression

1. Passot. Recherches obstétricales. *Gazette Médicale* de Lyon.

« de Liebig, de Reichenholt, par l'effacement des particularités
« propres à l'habitus phtisique. »

Observation III.

TUBERCULOSE PULMONAIRE, 1er DEGRÉ.

Fontaine (résumée)

Mme M..., 22 ans, ayant des antécédents de tuberculose
héréditaire, souffrant fréquemment de bronchites longues à
guérir, est venue au mois d'octobre dernier faire une cure de
bain d'air comprimé à l'établissement de la rue de Châteaudun.
Constitution affaiblie, languissante depuis 2 mois, amaigrissement considérable, perte de forces, tout exercice pénible causant de la dyspnée. Palpitations fréquentes, pâleur du visage,
pommettes saillantes, hémoptysie assez abondante il y a 3 mois,
depuis, elle n'a pas craché le sang. Dysménorrhée légère. Un
mouvement fébrile assez prononcé se fait sentir presque chaque
soir, sueurs nocturnes, faible inappétence, digestions difficiles,
nausées, vomissements, alternatives de diarrhée et de constipation. Toux sèche, saccadée, fréquente, et provoquant parfois des vomissements, voix légèrement enrouée avec perte de
son intensité et de son étendue.

A l'auscultation, râles sous-crépitants à grosses bulles aux
deux sommets, surtout au droit aux deux temps, mais plus
sensibles pendant l'inspiration qui est faible et pénible et lorsqu'elle est forcée détermine la toux; expiration prolongée,
soufflante et rude; murmure respiratoire affaibli; vibrations
thoraciques légèrement accrues, pas de bronchophonie, bruits
du cœur entendus jusque sous la clavicule droite.

La percussion fournit une matité bien prononcée du sommet
droit, un peu de submatité à gauche. Les battements du cœur,
ordinairement faibles, se précipitent au moindre effort. Pouls
rapide et peu développé. Les premiers bains furent donnés à
une pression de 0^{cc}20, et ne produisirent rien de particulier. A

partir du 4ᵉ, la pression fut portée à 0,30 ce qui, la première fois, occasionna une petite douleur d'oreilles.

Après 6 séances, Mᵐᵉ M... avait déjà trouvé un peu d'appétit, ses digestions étaient moins laborieuses, elle n'avait plus de vomissements en dehors de ceux que provoquait la toux, qui n'avait pas sensiblement diminué; pas d'amélioration notable du côté des organes respiratoires. Au bout de 20 bains, les forces s'étaient considérablement relevées, le teint avait repris sa coloration rosée, les fonctions digestives s'accomplissaient normalement et régulièrement, l'embonpoint revenait, on n'entendait plus de râles au sommet gauche, encore quelques craquements à droite; la percussion ne donnait plus qu'un peu de submatité au sommet du poumon droit. Les inspirations étaient plus longues et plus profondes, avaient perdu leur caractère saccadé et quinteux, ne provoquaient plus que de rares vomissements. Le pouls était plus ample et moins rapide. Mᵐᵉ M... prit encore 20 bains pour achever de consolider sa guérison. A ce moment tous les symptômes d'induration pulmonaire avaient disparu : plus de râles, plus de matité ni d'un côté ni de l'autre. La respiration, très normale et très physiologique aux deux temps, les murmures vésiculaires se faisaient entendre partout avec leur intensité habituelle, les battements du cœur, plus forts et plus réguliers, ne propageaient plus leurs bruits aussi loin du côté droit. La voix, à la grande satisfaction de la malade, avait retrouvé son timbre et son ampleur. L'état général n'était pas moins satisfaisant, le mouvement fébrile du soir avait disparu ainsi que les sueurs nocturnes, qui d'ailleurs n'avaient jamais été bien fortes. L'appétit se maintenait, et avec lui, les forces et l'embonpoint croissaient; il n'existait plus de vomissements depuis que la toux avait cessé. Le sang des règles était rouge et abondant. Mᵐᵉ M... pouvait maintenant faire de longues promenades à pied, sans ressentir ni palpitations ni oppression. Ces améliorations ont duré et même augmenté sous l'influence de l'activité apportée par le traitement et la nutrition.

Observation IV

TUBERCULOSE PULMONAIRE, 2ᵉ PÉRIODE.
Due à l'obligeance du Dʳ Dupont.

M. Henri T..., 33 ans, négociant, vient au mois de juin commencer le traitement aérothérapique, à la suite d'une bronchite aiguë qu'il avait eue au mois d'avril et dont il souffrait toujours ; mauvais antécédents héréditaires. Père, mort à 35 ans, épuisé par des hémoptysies abondantes ; mère, morte à 29 ans, dans le cours de sa quatrième grossesse. Une sœur, morte à 20 ans, après avoir contracté l'influenza en 1889. Un frère et lui, ayant seuls survécu. Antécédents personnels aussi douteux. Enfance maladive, première hémoptysie en 1890. Bronchite tous les hivers.

En ce moment, amaigrissement, sueurs nocturnes abondantes, perte de forces musculaires, anorexie, teint blafard, pommettes colorées à la percussion, en avant, matité sous-claviculaire, plus prononcée à gauche, râles sous-crépitants plus nombreux, occupant le 1/3 supérieur du poumon gauche, et le 1/4 du droit. Respiration forte dans le reste du poumon.

En arrière, matité plus prononcée des deux côtés. Les râles, plus fréquents, descendent plus bas à gauche, et occupent les 2/3 du poumon à droite, induration dans la partie correspondante, retentissement de la voix et de la toux à l'auscultation.

Toux opiniâtre, insomnies, crachats jaunâtres parfois striés, mais faiblement. L'examen microscopique, apporté par le malade, révèle la présence de bacilles de Koch.

La première série de 10 bains, régularisa la respiration. L'appétit et les forces revinrent insensiblement. Au 30ᵐᵉ bain la voix était claire, assurée, la toux n'existait plus, et la fièvre et les sueurs avaient diminué. L'appétit était entièrement revenu. Le malade avait parfois de la boulimie. Au 50ᵐᵉ, plus de fièvres, ni de sueurs. Les crachats n'avaient plus cet aspect opaque précédent, ils étaient plus spumeux, ne renfermaient plus de sang. Les râles avaient diminué d'une façon considérable, on n'entendait plus rien du côté droit, et fort peu au sommet gauche. Encore un peu de bronchophonie. Le reste du poumon était devenu normal, on y entendait partout le murmure vésiculaire.

Le malade s'arrêta le 10 octobre où il prit son 60me bain. L'état général était complètement rétabli. Plus aucun phénomène pathologique du côté de la poitrine. Il a pris de l'embonpoint, sa capacité pulmonaire s'est accrue de 482^{cc}, mesurée au spiromètre, et l'examen de ses crachats est complètement négatif. M. T..., qu'on peut considérer comme entièrement rétabli, continue cependant par précaution à inhaler le mélange de glycérine gaïacolée et eucalyptée dont était saturée l'atmosphère qu'il respirait sous la cloche.

Il peut faire maintenant de longues courses, sans fatigue, et ne se ressent plus, comme antérieurement, des changements brusques de température.

Observation V

PHTHISIE PULMONAIRE, 3e DEGRÉ.

A..., pécheur du Caylar, 32 ans, se trouve constamment exposé par sa profession aux temps les plus rigoureux, aux fatigues les plus grandes. Marié à 21 ans, il avait été jusqu'alors sujet à de fréquentes épistaxis, à des fluxions hémorrhoïdales, sans écoulement de sang, à des rhumes nombreux et toujours négligés. Après le mariage, hémorrhoïdes plus rares, plus d'épistaxis; fréquence plus grande des rhumes, expectoration épaisse et striée de sang. Cependant, pendant l'année suivante, pas de crachement de sang. Grave hémoptysie à la suite d'une bronchite, guérie, puis reparaissant quelques mois après, plus intense encore. Depuis 16 mois, crachats sanguinolents et toux constante. A..., suivant les conseils du Dr Didkowski, vint à Montpellier se soumettre à l'action des bains d'air comprimé. A ce moment, toux fréquente amenant des crachats nombreux; sueurs nocturnes, fonctions digestives assez régulières.

Son facies terne est extrêmement amaigri comme son corps ; ses forces générales très affaiblies ; il conserve encore une apparence trompeuse. Respiration courte, fréquente, plus oppressée à la moindre fatigue, soulevant très faiblement à droite et pas du tout à gauche, les parois thoraciques sillonnées par de profondes dépressions intercostales ; toux provoquée par une longue inspiration ; décubitus gauche impossible. A la percussion du sommet gauche, matité plus prononcée en avant et sous l'aisselle qu'en arrière. Dans le lobe supérieur du même poumon, bruits respiratoires très faibles.

Inspiration très courte, expiration très difficile à constater. Râles muqueux à bulles peu volumineuses. Sous la clavicule gauche résonnance grave de la voix. Catarrhes fréquents, hémoptysies abondantes, amaigrissement, perte de forces, fièvre, sueurs nocturnes, une expectoration caractéristique, de l'altération des bruits de la respiration, tout concourrait à affirmer l'existence d'une phthisie pulmonaire confirmée, d'ailleurs, par la pectoriloquie grave, retrouvée sous la clavicule gauche. La cavité où retentissait la voix était sans doute peu étendue, mais le tissu qui l'environnait était induré dans toute sa périphérie. Il avait dû se faire une cicatrisation, ce qui permettait d'admettre la persistance d'une pectoriloquie grave dans un espace réduit.

Même retentissement grave de la voix sous la clavicule. Pouls, toujours plus fort le matin. Augmentation croissante des forces. Toux et expectoration ayant complètement cessé après 20 bains ; oppression nulle, longues inspirations sans obstacle et sans toux. Dans le poumon gauche bruit vésiculaire rétabli avec sa douceur et son humidité naturelle. Le pouls, toujours plein et régulier, avait encore diminué de fréquence, il ne donnait que 48 pulsations par minute ; augmentation d'embonpoint ; forces plus considérables. Après 28 bains, respiration tout à fait rétablie, plus de toux ni d'expectoration, mais toujours, sous la clavicule gauche, un retentissement grave de la voix. Le pouls, plus plein, l'embonpoint augmente, les forces, tous les signes d'une bonne santé étaient si bien revenus, le moral si bien relevé, que A... assurait ne s'être jamais mieux porté.

Rentré chez lui, il renonça à l'état de pêcheur, mais bientôt, un accident de voiture lui occasionna une toux violente, suivie d'une expectoration sanglante. Cet accident n'eût pas de suite, mais peu de temps après A... revint, par prudence, prendre quelques bains. On ne retrouvait, alors, dans la poitrine, d'autre signe que son ancienne maladie, que la même résonnance grave de la voix sous la clavicule gauche; le matin, il ne rejetait plus que peu de crachats dont la nature restait la même. La respiration, plus longue, moins fréquente, soutenait moins la fatigue. Dans le tiers supérieur du poumon gauche, les bruits respiratoires étaient plus forts, plus de toux, plus humides, les râles avaient cessé. Le pouls, plus plein et moins dur, avait promptement perdu sa fréquence; il n'avait plus, le matin, que 54 pulsations par minute; plus de sueurs nocturnes; urines abondantes. L'appétit était augmenté, et de bonnes digestions relevaient déjà les forces. Après 15 bains encore, la nuit se passait sans tousser, et l'expectoration du matin se réduisait à deux ou trois crachats, gagnant toujours le fond de l'eau, mais n'offrant plus de traces de sang. La respiration, libre et plus étendue, se prolongeait sans provoquer la toux; elle soulevait également les deux côtés du thorax. Les deux bruits de la respiration étaient plus forts, plus doux, plus humides, et plus longs; l'expiration restant toujours plus faible que l'inspiration. Cette guérison, qui date déjà de 13 années, et qui résiste à tous les accidents d'une vie fatigante, ne peut-elle pas être considérée comme complète et définitive?

Adhérences pleurales. — Les adhérences pleurales, quoique présentant des rapports étroits avec la tuberculose pulmonaire, doivent être étudiées à part. Elles établissent une fusion totale ou partielle, s'opposent au jeu normal du poumon, nuisent aux fonctions des organes importants, causent de nouvelles variétés de pleurésies multiloculaires et diminuent le champ de l'hématose, jusqu'à ce que la lésion bronchitique, généralement accompagnée du bacille de Koch, emporte le malade. C'est alors que doit intervenir l'aérothérapie, dont la fin est double. Élargir en tous sens la cavité pulmonaire, dont tous les diamètres varient, ainsi que le prouve la pneumatométrie, accessoire indispensable du traitement, et encore par cet apport plus considérable d'air, agrandissement de la capacité respiratoire, démontré par les résultats d'une meilleure hématose et par l'hématimètre du professeur Hayem. Le malade cessant alors d'être un insuffisant respiratoire, le cœur et le poumon reprennent leur marche physiologique, qui n'est plus gênée par l'obstacle.

Le traitement n'exclut pas les pratiques ordinaires, usitées en pareil cas : hydrothérapie, massage et kinésithérapie.

II. MALADIES DE L'APPAREIL CIRCULATOIRE.

On peut diviser cette seconde classe de maladies en deux subdivisions. Dans l'une, nous traiterons des affections du sang. L'autre sera consacrée aux cardiopathies.

Maladies du sang. — Chloro-anémie, anoxhémie, hypoglobulie, hémoglobinurie, hémorrhagies, cyanose, ecclampsie, diphtérie.

Il eut été plus logique de faire rentrer une partie de ces maladies dans les maladies par défaut de nutrition, mais pour ne pas prêter à la confusion, nous avons préféré les isoler, de façon à les traiter parallèlement avec celles du cœur, leur organe moteur.

Les premières guérisons d'anémie furent dues au hasard. Des femmes, que des grossesses et les exigences de la vie sociale avaient anémiées et affaiblies, se trouvèrent améliorées en accompagnant, dans la caisse à compression, leurs enfants souffrant de coqueluche.

Depuis, on préconisa souvent l'aérothérapie, dans l'anémie, on eut recours à l'air comprimé sous la cloche, dans le but de produire une suroxygénation du sang ; grâce à l'augmentation de tension, les combustions s'accélèrent, le sang devenant plus riche en globules, l'appétit devient meilleur et les forces s'accroissent.

Observation VI

CHLORO - ANÉMIE

(Pol et Wattelle).

L... François, 40 ans, chloro-anémique par suite d'hémoptysies nombreuses, suspect de tuberculisation, poitrine large, cou court. Employé aux travaux, sans qu'on eut pris l'avis des médecins, il tint bon sans perdre une journée ; à la terminaison il avait maigri de 5 kilos et demi, cependant il se portait mieux qu'auparavant, son teint était rose, ses muqueuses beaucoup moins pâles, et l'oppression qui lui était habituelle n'existait plus.

Les observations qui suivent sont celles de malades atteints de chloro-anémie et de tuberculose pulmonaire au 2ᵉ degré.

Nous avons cherché et obtenu, au moyen du spiromètre compresseur décrit plus haut, non une guérison intégrale, mais une grande amélioration de l'état général.

Observation VII

CHLORO-ANÉMIE

(Personnelle)

Camille P..., 23 ans, vannière, entra à l'hôpital Saint-Joseph, le 5 septembre, avec tous les symptômes de chloro-anémie moyenne.

Taille 1ᵐ64, périmètre thoracique 0ᵐ78.

Père mort de tuberculose pulmonaire à 48 ans ; mère bien portante ; 2 frères et sœurs également bien portants.

Comme antécédents personnels, scarlatine à 18 ans. A 18 ans, début de la maladie actuelle, et à 22, rhumatismes articulaires aigus.

Réglée à 14 ans, assez régulièrement, jusqu'à il y a 6 mois.

Elle entre, se plaignant de palpitations fréquentes, de céphalées tenaces et de dysménorrhée, depuis la période que nous avons citée.

L'examen donne les renseignements suivants :

Les digestions sont lentes, pénibles, accompagnées de fréquentes nausées, la région épigastrique est douloureuse à la pression et à la constriction. Jamais de vomissements. Pas d'appétit, constipation opiniâtre ; on trouve de la dilatation stomacale.

Les palpitations sont fréquentes chez elle, surtout quand elle monte les escaliers. Souffle systolique à la pointe, mais très léger.

Elle présente, en outre, du bruit de diable accompagné de frémissement cataire. Le rythme cardiaque est cependant régulier.

Rien à la poitrine, sonorité normale, l'inspiration peut-être un peu plus forte que l'expiration.

Rien de particulier dans ses urines, pas d'œdème des membres inférieurs. La face, blafarde, ne présente pas de bouffissure. Les orbites sont un peu excavées, ses muqueuses sont décolorées. Elle rougit et pâlit avec la même facilité.

Depuis 6 mois, dysménorrhée. Les règles viennent irrégulièrement, faibles comme intensité, de couleur pâle, et accompagnées de douleurs lombaires plus intenses que jamais. Elles durent à peine 2 jours. Les jours qui les précèdent et ceux qui suivent ne se passent pas sans qu'elle ait une syncope ou tout au moins des vertiges. Pas de leucorrhée.

Aucun stigmate d'hystérie. La malade est très impressionnable, depuis certains chagrins de famille, mais à ce point de vue, est normalement équilibrée.

En résumé, elle a souffert de privations répétées depuis cet hiver, surmenée en soignant sa mère malade et s'est trouvée dans des conditions hygiéniques très mauvaises. Elle a déjà contracté des rhumatismes dans le logement qu'elle habite, qui est privé d'air et insuffisant pour elle et sa famille.

Outre le traitement donné en pareil cas, protoxalate de fer, douches et suralimentation, nous lui avons fait faire de la gymnastique pulmonaire au moyen du spiromètre, de façon à dilater sa cavité thoracique et à lui donner un champ d'hématose plus considérable. La courbe qui suit (1) permettra de suivre l'état volumétrique du poumon.

Les résultats suivent de 10 en 10 jours. La capacité initiale était de 1,300^{cc}.

10e jour.	1,400
20e jour.	1,550
30e jour.	1,680
40e jour.	2,010

La malade a donc gagné 710^{cc}, soit 53 % de la capacité initiale.

Nous nous dispenserons de tout commentaire à cet égard, nous réservant de donner, après la série de ces cas traités, le résultat comparatif et statistique.

L'appétit maintenant est augmenté, les digestions sont normales, les selles régulières, les règles sont revenues bien régulièrement et les céphalées ont disparu. La malade monte rapidement les escaliers sans essoufflement, et l'auscultation du cœur ne présente plus les phénomènes du début, ou du moins très atténués. Le teint est plus coloré.

Le sang, dont l'examen hématimétrique n'a pas été fait, n'est plus pâle comme précédemment et, au lieu de globules irréguliers et petits, mesurant 4 à 5$_m$, il en renferme maintenant de normaux, bien discoïdes, ayant 7 à 8$_m$ comme dimensions.

1. Cf. Pl. 6.

Observation VIII

CHLORO - ANÉMIE

(Personnelle)

Lucie M..., 21 ans, relieuse. Entrée le 10 octobre à l'hôpital Saint-Joseph. Aucun antécédent héréditaire jusqu'à l'âge de 7 ans. Coqueluche, rougeole, bronchite, variole, pneumonie, rien jusqu'à 15 ans, à ce moment elle a souffert de violentes douleurs gastriques et de palpitations, qui l'empêchaient de marcher.

Elle a été réglée à 16 ans, a toujours été mal depuis, et ne s'est jamais bien portée.

Teint pâle, muqueuses décolorées, peu d'appétit, digestions bonnes, selles irrégulières, ventre et estomac assez douloureux, dilatation stomacale, essoufflement, Rien au poumon. Cœur régulier, mais souffle carotidien d'anémie. Palpitations rendant tout travail pénible. Règles irrégulières, faibles, venant sans douleur, généralement devançant la période normale.

Sang rosé, tachant peu le linge, globules fusiformes ou irréguliers, plutôt petits, entourés d'un grand nombre de globules normaux. La recherche hématimétrique n'a pas été faite.

Urines négatives, peu abondantes, ni sucre ni albumine. Le début de sa maladie remonte au moment où elle a commencé son apprentissage. Elle a longtemps travaillé dans un atelier mal éclairé, au rez-de-chaussée, et ne se trouve, en réalité, un peu mieux que depuis un an, qu'elle l'a quitté.

Début du traitement le 10 octobre.

Taille 1^{m}59. Périmètre thoracique, 0^{m}73. Capacité pulmonaire 2.280^{cc}.

Le 10e jour	. . . .	2,300
Le 20e jour	. . . .	2,450
Le 30e jour	. . . .	2,550
Le 40e jour	. . . .	2,800

Chez cette malade, le volume acquis est de 520^{cc}, soit 22 °/₀ de la capacité initiale.

Les phénomènes de dyspnée et de palpitation ont totalement disparu. Les fonctions digestives et menstruelles sont complètement rétablies et la malade, qui a été passer quelques jours de convalescence à la campagne, est revenue avec un périmètre thoracique augmenté de 0ᵐ025. Elle mange avec un plus grand appétit, soulève des fardeaux qu'elle ne pouvait pas déplacer, et court, ce qu'elle n'avait pas fait précédemment.

Les urines ont repris une coloration normale, de même son sang, dans lequel l'examen microscopique ne révèle plus rien d'extraordinaire.

Cette jeune fille peut être citée comme un cas où le spiromètre a non seulement dilaté le poumon jusqu'à la limite (2500) correspondant à la taille (1.59), mais encore fait acquérir un excès volumétrique, ce qui est un avantage physiologique considérable.

La série de malades qui suit et que nous n'avons pas voulu séparer des précédents pour une raison de statistique, au lieu de les classer dans le cadre nosologique qui leur est propre, se compose de 4 cas de tuberculose pulmonaire au 2ᵉ degré. Chez ces malades, nous nous sommes servi de la même méthode, la spirométrie, et non seulement chez eux nous avons cherché à obtenir un agrandissement de la cavité thoracique, par la simple insufflation expiratrice, mais encore, au moyen du dispositif précédemment présenté, nous avons fait journellement respirer de l'air faiblement comprimé, il est vrai, mais ayant une pression cependant supérieure à la pression normale. De plus, en dehors des moyens thérapeutiques ordinaires, chacun de ces malades possédait un inhalateur contenant du menthol, ou de l'eau térébenthinée, ou le mélange déjà cité :

Menthol. . . . . 10 grammes.
Gaïacol. . . . . 20 —
Eucalyptol . . . 50 —
Glycérine . . . . 150 —

Le spiromètre-compresseur était également muni d'un flacon

barbotteur analogue, dont le malade aspirait également l'atmosphère médicamenteuse.

Le but devenait alors double. Agrandir, dilater les alvéoles pulmonaires. Les antisepsier, par ce contact gazeux, de façon non à détruire le bacille de Koch, mais à diminuer sa nocuité, et ainsi l'empêcher de pulluler.

Ce moyen, très simple, que nous avons souvent vu employer à l'hôpital Lariboisière, dans le service de M. Gérin-Roze, était d'une thérapeutique locale efficace, et elle offrait de plus l'avantage de diminuer la mauvaise odeur produite par l'exhalaison pulmonaire des tuberculeux. Sans exclure les autres moyens, il présente l'avantage de faire en outre absorber, surtout à l'état pulvérulent, des substances médicamenteuses dont l'intolérance est parfois un obstacle à la méthode stomacale.

De ces malades, 3 présentent des signes incontestables de phymatose héréditaire, le 4ᵉ est un homme de 40 ans, devenu tuberculeux à la suite d'une bronchite, et traité dans nos salles pour une pleurésie purulente dont on l'a débarrassé par l'empyème.

Cet homme, arrivé à son âge, devait forcément avoir des adhérences pleurales, causant de la rétraction; l'indication se trouvait immédiate, d'augmenter son champ pulmonaire, en le débarrassant de ses produits de sécrétion pathologiques et en obligeant les adhérences à diminuer la pression qu'elles opéraient sur le parenchyme. Ce malade est, de tous, celui qui a donné le résultat le moins satisfaisant.

Voici, d'ailleurs, son observation.

Observation IX

PLEURÉSIE PURULENTE. EMPYÈME. RÉTRACTION PAR ADHÉRENCES
PLEURALES.

(Personnelle).

Calm. Louis, 40 ans, garçon de ferme. Entré le 5 septembre. Taille 1ᵐ68. Périmètre thoracique 0ᵐ88.

Pas d'antécédents héréditaires. Son père est mort d'une pneumonie à 75 ans, sa mère est morte d'une pneumonie grippale en 1889.

Comme antécédents personnels, peu de chose. Rhumatismes articulaires à l'âge de 30 ans. Sciatique à 39.

Sa maladie actuelle remonte au 15 juin. Il a été obligé d'interrompre tout travail à la suite d'un violent point de côté. Fièvre intense, l'obligeant à s'aliter.

Il s'est soigné chez lui, jusqu'à son entrée à l'hôpital, le 5 septembre, ayant fréquemment des vomiques et présentant, en un mot, tous les symptômes d'une pleurésie purulente. On lui fit l'empyème le 10 septembre.

Le 1ᵉʳ octobre, son état était le suivant :

Digestions bonnes ; appétit normal. Pas de constipation. Pas de fièvre et plus d'insomnies.

Parfois une légère dyspnée, quelques accès de toux irritante. A l'examen il présente seulement un peu de submatité au sommet gauche en arrière, et une respiration légèrement saccadée, matité complète à la base de son poumon gauche, et frottements pleurétiques.

La plaie, pensée tous les 2 jours au sublimé et au lysol, est en voie de cicatrisation. Les drains de 20 centimètres à l'origine ont été raccourcis actuellement à 5 centimètres.

Rythme cardiaque normal. En somme, état général en voie d'amélioration. Le poids a augmenté, il a gagné.

Sa capacité pulmonaire était le 1ᵉʳ jour de :

1,500ᶜᶜ	
1,700	le 10ᵉ
1,780	le 20ᵉ
1,820	le 30ᵉ
1,900	le 40ᵉ

Le gain est chez lui de 350ᶜᶜ, soit 22 °/₀ de la capacité initiale.

Le chiffre obtenu est relativement faible, et porte à croire qu'il serait difficile, étant donné l'âge, les adhérences pleurales déjà vieilles, d'espérer une dilatation supérieure aux chiffres que nous venons de citer.

Calm. se trouve mieux depuis le commencement de son traitement et a vu sa toux diminuer par les inhalations d'eucalyptol et de gaïacol combinés.

Observation X

TUBERCULOSE PULMONAIRE, 2e PÉRIODE.

(Personnelle).

Charlotte T..., 18 ans, mécanicienne.

Taille 1^m60. Périmètre 0^m79.

Père mort d'une bronchite chronique. Mère rhumatisante. Jusqu'à l'âge de 12 ans elle a eu la coqueluche, des bronchites répétées et la diphtérie.

Mal réglée depuis l'âge de 14 ans. Aménorrhée depuis 3 mois, accompagnée de leucorrhée.

Etat actuel : Tuberculose pulmonaire banale au 2e degré. Lésions principalement à gauche, en avant et en arrière, dans le 1/3 supérieur du poumon. Râles sous-crépitants plus intenses en arrière, où la matité descend d'ailleurs plus bas. A droite, peu de craquements en arrière. Rien en avant.

Sueurs nocturnes, amaigrissement, crachats nummulaires contenant du bacille de Koch. Fonctions digestives troublées.

Capacité pulmonaire :   1,100   le 1er jour
                          1,200   le 10e —
                          1,300   le 20e —
                          1,410   le 30e —
                          1,500   le 40e —

Notre malade a gagné 400^{cc} ou 36 % de la capacité primitive. En ce moment, elle est sortie de l'hôpital depuis quelque temps, ne toussant plus, n'ayant plus de fièvre. Les craquements du sommet gauche ont diminué. On n'entend plus rien à droite qu'une respiration fortement humée. Les crachats ont diminué comme quantité, mais non comme nature. Il y a toujours du bacille.

Sans absolument affirmer que le traitement employé doive détruire l'agent pathogène, nous pensons qu'il doit avoir cependant une action directe, car nous avons trouvé au microscope, moins de bacilles.

Notre but primitif, cherché, est d'abord la dilatation lobulaire. Nous serons heureux de constater un résultat plus complexe que celui que nous espérions.

Cette malade est de tous les autres, celle chez qui cette dilatation s'est montrée la plus grande (36 %) avec la première citée.

Observation XI

TUBERCULOSE PULMONAIRE, 2ᵉ PÉRIODE.

(Personnelle).

La suivante, Jeanne G..., 20 ans, couturière, née de parents morts de tuberculose pulmonaire, se trouve dans des conditions sociales plus favorables que les autres.

Enfance maladive, suffisamment réglée de 14 à 18 ans. Depuis cette période, dysménorrhée. Périodes menstruelles pénibles, s'accompagnant de bronchites légères et d'angines.

A 15 ans, pleurésie gauche, non ponctionnée, guérie après 3 mois. Convalescence à Villepinte. Depuis ce temps, bronchites fréquentes, se succédant sans interruption et compliquées, l'an dernier, d'ictère catarrhal aigu et de crises violentes de gastralgie.

En ce moment, état général très affaibli. Troubles des fonctions digestives, légère insuffisance mitrale. Traces d'albumine. Aménorrhée depuis 2 mois.

Du côté du poumon, matité complète aux deux sommets en avant et en arrière. Râles sous-crépitants disséminés dans toute la surface postérieure du poumon gauche, moins en avant, moins d'infiltration du côté droit.

Sueurs nocturnes. Température vespérale un peu élevée. Amaigrissement depuis 6 mois. Crachats nummulaires caractéristiques renfermant des bacilles. Expectoration faible.

Taille 1ᵐ49. Périmètre 0ᵐ72.

Capacité thoracique :   1,900

$\qquad$ 2,050 le 10ᵉ jour.

$\qquad$ 2,250 le 20ᵉ —

$\qquad$ 2,300 le 40ᵉ —

Capacité acquise 400ᶜᶜ, soit 21 °/₀ du volume primitif.

La malade est partie vers le 23ᵉ jour de son traitement dans une maison de convalescence à Issy, où elle a pris des inhalations d'oxygène. La capacité pulmonaire s'est maintenue, jusqu'au moment où elle nous est revenue améliorée, mesurant 2,300ᶜᶜ au spiromètre.

Observation XII.

TUBERCULOSE PULMONAIRE, 2ᵉ PÉRIODE.

(Personnelle).

Le dernier cas est celui d'un typographe, Cogn. Eugène, 26 ans, devenu tuberculeux à la suite de l'influenza, en 1886. Depuis ce temps, il tousse tous les hivers. En mars dernier, une bronchite plus sérieuse que les précédentes et contractée à un moment où il était surmené par du travail de nuit, l'a obligé à s'aliter. Les phénomènes morbides n'ont fait qu'augmenter depuis.

A l'examen, lésions aux 2 sommets, en avant et en arrière, râles sous-crépitants disséminés. Au sommet gauche, léger souffle amphorique, décélant la présence d'une petite caverne. facies émacié. Diminution des forces musculaires. Sueurs profuses. Plusieurs hémoptysies dans le courant du mois d'octobre.

Nul doute qu'il ne soit héréditaire, son père est mort à 60 ans d'une affection cardiaque. Sa mère est morte à 35 ans de tuberculose pulmonaire. Deux sœurs, dont l'une est bien portante et l'autre chloro-anémique. (Probablement symptômatique).

Taille 1ᵐ65. Périmètre sous-axilaire 0ᵐ87.

Capacité pulmonaire initiale 2,300

$$2,380 \text{ le } 10^e \text{ jour.}$$
$$2,490 \text{ le } 20^e \text{ —}$$
$$2,700 \text{ le } 30^e \text{ —}$$
$$2,750 \text{ le } 40^e \text{ —}$$

Ce qui nous donne une augmentation pulmonaire de 450^{cc}. 19 °/₀ de la capacité initiale.

Cet homme actuellement amélioré peut reprendre d'ici peu son travail. Son expectoration a diminué grâce aux inhalations et il n'est plus affaibli par les sueurs profuses qu'il avait à son entrée. Un seul fait est à remarquer : il a été assez long à s'habituer aux inhalations, à cause d'une toux laryngée souvent opiniâtre. Aucune altération tuberculeuse cependant du côté de cet organe.

La dernière courbe (physiologique) nous est personnelle et nous a permis de constater qu'il est plus facile, dans une certaine mesure, d'agrandir le champ respiratoire d'un sujet pathologique que celui d'un poumon sain, qui ne peut que difficilement dépasser le maximum proportionné à la taille.

Ainsi, dans ce cas : 27 ans, taille 1^{m}72, périmètre 0^{m}92, la capacité initiale 3,080 est devenue :

$$4,000 \text{ le } 10^e \text{ jour.}$$
$$4,100 \text{ le } 20^e \text{ —}$$
$$4,100 \text{ le } 30^e \text{ —}$$
$$4,080 \text{ le } 40^e \text{ —}$$

Le volume acquis était de 280^{cc}, les 7/100 du volume primitif. Quant à la diminution de 20^{cc} résultant des deux derniers jours, nous ne pouvons l'expliquer que par une violente dysphagie de cause angineuse, qui limitait l'effort produit par la douleur qu'elle causait.

En résumé, les 7 cas que nous venons de citer ont donné une moyenne individuelle de 385^{cc}, ce qui fait 22 °/₀ de la capacité 3,250, moyenne des deux extrêmes, Charlotte T... 2,500 et la nôtre, 4,000^{cc}.

NOMS	SEXE	AGE	TAILLE	PÉRIMÈTRE thoracique.	DIAGNOSTIC	CAPACITÉ physiolog.	CAPACITÉ pathologique		DIFFÉRENCE	o/o
							initiale	acquise		
Charlotte T.	F	18	1.60	0.79	Tuberc. pulm.[2]	2500	1100	1500	400	36
Camille P.	F	23	1.64	0.78	Chloro-anémie.	2800	1300	1700	400	33
Louis Calm.	H	40	1.68	0.88	Pleurésie purul.	3000	1550	1900	350	22
Jeanne G.	F	20	1.49	0.72	Tuberc. pulm.[2]	2000	1900	2300	400	21
Lucie M.	F	21	1.59	0.73	Chloro-anémie.	2500	2280	2800	520	22
Eugène Coig.	H	26	1.65	0.87	Tuberc. pulm.[2]	3500	2300	2750	450	19
Personnelle.	H	27	1.72	0.92		4000	3800	4080	280	7
					Moyenne des différences et du tant o/o				385	22

Beaucoup de dyspnées sont dues à la diminution dans le nombre des globules. Comme le défaut d'oxygène cause l'aglobulie, et le manque proportionnel d'hémoglobine, comme il y a insufflsance d'hématose pulmonaire, cause inévitable de dyspnée et de faiblesse du pouls, par diminution de pression artérielle, l'air comprimé se trouve tout indiqué dans les cas de cachexie urbaine (Dr Leroy). Dans ces cas, où une alimentation insuffisante, jointe à une vie laborieuse dans un air confiné, vicié, privé de lumière, état si bien caractérisé par le Dr Tison, sous le nom de troglodytisme; l'organisme, marqué au sceau de cette misère physiologique, qui l'envahit quotidiennement, se trouve bientôt en état de moindre résistance à l'égard de toutes les autres causes morbigènes du milieu ambiant.

Les syphilitiques, les palustres et les rhumatisants, qui sont tous des hémoglobinuriques, relèvent par définition du même traitement. Cet état s'observe chez les débilités, où la nutrition générale, depuis longtemps pervertie, ne peut produire que des globules sanguins d'une vulnérabilité extrême au processus destructeur. La résistance du globule rouge, n'attendant qu'un traumatisme pour être amoindrie, l'hémoglo-binhémie est vite constituée.

Les hématies, par le traitement de l'air comprimé, tendent à s'accroître sous l'influence d'une nutrition plus régulière et plus complète, par le seul fait d'une meilleure oxygénation, cet oxygène contribuant à la genèse des globules rouges.

L'oxygène favorise encore en plus la formation de l'héma-tine. « Quand la transformation des leucocytes en globules « rouges a lieu, — dit M. le professeur G. Sée, — l'hématine, « substance protéique, de nature ferrugineuse, se développe « au dépens des autres matières protéiques, probablement « sous l'influence de l'oxygène du sang, car on voit parfois la « lymphe rougir sous l'influence de l'air. »

Il n'y a, dans ce cas, que deux indications pour rendre l'oxygène au sang et augmenter la numération de ses globules très diminuée, ainsi qu'il appert des recherches d'Andral et Gavarret :

1° Le fer soluble (Hayem), qui augmente les hématies, procédé indirect ;

2° L'oxygène, procédé direct, sous forme d'air comprimé ou en nature.

Nous avons cité antérieurement quelques cas, heureusement modifiés, de tuberculose pulmonaire avec hémoptysies. D'au-tres, métrorrhagies périodiques anormales, épixtaxis tenaces ont cédé au traitement.

Les hémorrhagies symptômatiques ont pour cause :

1° La gêne de circulation de la veine-porte ;

2° La gêne de circulation veineuse générale.

3° Les altérations pulmonaires, qui entravent l'hématose.

Le traitement s'impose, pour modifier cet état qui affaiblira de plus en plus le malade, par des pertes sanguines succes-sives.

Un cas de cyanose, pour terminer cet aperçu, a été cité par Gintrac. La théorie en est simple. En développant le poumon et en déterminant un appel veineux plus considérable vers l'oreillette droite, l'air comprimé doit favoriser l'accolement des valvules destinées à oblitérer le trou ovale après la naissance.

Maladies du cœur. — L'étude des cardiopathies fut facilitée par les recherches que fit Waldenburg sur des étudiants en médecine, plus aptes que tous autres à le seconder dans son travail. Il conclut que les inspirations d'air comprimé augmentaient la pression dans tout le système aortique, et que cette pression diminuait par le fait de l'expiration dans l'air raréfié. Il existe une diminution du travail du cœur gauche et une augmentation pour le cœur droit, surcharge qui est même une objection sérieuse à la méthode. Puis, disparition de la congestion pulmonaire et de la dyspnée, augmentation de la capacité vitale et décarbonisation plus énergique du sang.

L'action de la digitale peut être comparée à celle de l'air comprimé, mais le processus est différent. Dans le premier cas, les phénomènes morbides disparaissent par le fait d'augmentation de la force contractile du cœur; dans le second, la régularisation cardiaque est consécutive à la disparition de la congestion par l'agent thérapeutique.

Au point de vue spécial de l'étude actuelle, on a divisé en trois classes les maladies du cœur :

a. Lésions compensées.

b. Excès de compensation.

c. Compensation insuffisante.

a. Il n'a été fait aucune recherche sur les maladies de la première division.

b. Dans les maladies, par excès de compensation, l'indication est formelle, car on n'a contre la congestion cérébrale amenée par l'éxcès de pression du système aortique et l'hyperhémie de la muqueuse bronchique, ni la digitale, qui est contre indiquée, ni les drastiques et les saignées dont la fréquence affaiblissent puissamment l'organisme.

Il est vrai que dans l'hypertrophie du cœur droit le travail de l'organe est augmenté par les inspirations d'air comprimé, mais il y a cependant, et c'est le fait principal, diminution de la congestion de l'œdème pulmonaire (I. obs. d'hypertrophie cardiaque due à Küss. (Th. de Strasbourg 1875).

c. La compensation est insuffisante. L'hypertrophie étant incapable de surmonter l'obstacle, l'asystolie commence. L'air comprimé est plutôt nuisible dans cette dernière catégorie de maladies, qui se compliquent très rapidement de congestion pulmonaire. En résumé, le traitement ne réussit que dans les hypertrophies du cœur, consécutives aux lésions valvulaires dans la tachycardie et contre l'asystolie.

Pour Waldenburg, les indications précises du traitement se posent dès qu'il s'agit :

1° D'augmenter la force contractile du cœur et la tension dans le système aortique ;

2° D'accroître le degré de circulation sanguine dans la grande circulation ;

3° De dégager la petite circulation et combattre la stase pulmonaire.

Ce traitement eut beaucoup de contradicteurs et il en a encore, certains auteurs le prohibent. Le Dr Crocq, un de ceux qui le discutèrent le plus avec Waldenburg, recommande de la prudence et déclare qu'il est plus nuisible qu'utile. Pravaz, même, en était peu partisan à l'origine, et cite le cas du Dr Ollivier, d'Angers, depuis longtemps cardiaque, qui, entré par pure curiosité sous la cloche à compression en sortit bientôt avec effroi. Sans avoir d'opinion personnelle nettement établie, à cause de notre peu de compétence, nous inclinerions de préférence vers l'opinion du Dʳ Crocq, nous appuyant surtout sur le silence de la majorité des aéropathes à ce sujet.

III. MALADIES DE LA NUTRITION.

Rachitisme. Difformités du thorax. Scoliose. — Les difformités thoraciques ont trois causes :

1° Epanchements pleurétiques ;
2° Rachitisme ;
3° Déviations essentielles du rachis.

1° Les pleurésies présentent une voussure si leur liquide n'a été ni évacué ni résorbé, ou une dépression, souvent début d'une difformité permanente. Aussi, est-il nécessaire de rétablir le volume du poumon, pour s'opposer à ces processus de déformation. La nature suffit dans bien des cas, s'il n'existe pas d'adhérences, à ramener le poumon à son état normal par la simple répétition fréquente des mouvements respiratoires. Ces inspirations, qu'on peut rendre plus profondes encore, au moyen d'exercices de gymnastique, préconisés par Schréber, et renouvelés plusieurs fois par jour, sont l'agent le plus énergique de rétablissement du volume primitif. L'air comprimé facilite, *a fortiori*, le développement des vésicules pulmonaires, comprimées par l'épanchement. Il y a donc un double effet produit : l'effet tonique que nous avons mentionné plus haut sur la muqueuse bronchique, et l'effet mécanique de dilatation, dû à une pression plus considérable.

2° Le rachitisme, en dehors de toutes les altérations histologiques qu'il possède, est caractérisé surtout par une forme spéciale de son thorax. Cette forme carénée, que Glisson avait nommée *pectus gallinæ*, et à laquelle les Anglais ont donné le nom de *chicken-breast,* se laisse d'autant plus déformer sous la résistance de l'air que son type est plus éloigné du type primitif. Un thorax en aussi mauvaises conditions restreint le mouvement d'expansion du poumon. L'hématose, nécessairement insuffisante, est prouvée par la fréquence respiratoire et le volume exagéré du foie; la nutrition en reçoit directement le contre-coup. Le traitement consiste à rétablir les fonctions digestives et à ramener le thorax à sa forme naturelle. Il se produit un rétrécissement mécanique dont le critérium est le passage de la respiration diaphragmatique au type sterno-costal, l'influence favorable sur la nutrition permet au tissu osseux de suivre son évolution normale et évite, en rétablissant au moment de la puberté la perturbation des fonctions digestives, la production de difformités du tronc ou des membres, aussi funestes pour les fonctions de relation que pour celles de reproduction.

3° Déviation essentielle du rachis.

L'inflexion latérale et la torsion du rachis donnent une forme particulièrement étroite au thorax. Ce thorax elliptique est la cause de nombreuses modifications subies par le poumon, surtout dans sa région postérieure, où la percussion révèle une matité, indice d'induration et d'imperméabilité à l'air. Le plus réduit des deux poumons est celui qui correspond à la convexité dorsale. Au centre de courbure, lieu où la torsion est le plus prononcée, on trouve une excavation pour la colonne vertébrale, ce qui diminue encore l'espace réservé à l'organe pulmonaire si l'on joint, en plus, le gonflement plus ou moins considérable de l'extrémité antérieure des arcs costaux (1), on aura encore, une faible, mais nouvelle diminution de ce volume. La compression et le rétrécissement outre qu'ils prêtent peu à

---

1. Fréquent dans le rachitisme.

l'esthétique sont un danger de tous les instants pour l'hématose.

Il s'agit, pour obvier à ces inconvénients majeurs, de modifier la forme de l'enveloppe osseuse et de développer l'organe pulmonaire en opposant la pression interne à la pression externe de l'atmosphère. L'emploi journalier de l'air comprimé satisfait ces deux conditions corrélatives : obtenir un maximum de capacité et une courbe costale régulière. Ce procédé de gymnastique respiratoire tonifie également l'appareil musculaire. M. le professeur Hayem le recommande aux jeunes gens à poitrine étroite : il peut, dans une certaine mesure, remplacer les courses en montagne, qui ne peuvent intervenir qu'à une certaine époque de l'année et, pour des raisons sociales multiples, ne sont pas accessibles à tous les malades. Les résultats sont constatés à l'aide du spiromètre.

Nous ne donnerons, par comparaison, que la différence obtenue sur le thorax normal, et inscrite graphiquement par l'anapnographe de Bergeon et Kastus. Charrier cite un malade dont la capacité pulmonaire était de 1,600^{cc} à la première séance, et qui à la seconde avait 2,600. Il cite deux cas identiques où l'augmentation de volume avait été, en 2 séances quotidiennes consécutives, de 1,400 à 1,800^{cc}. Le point idéal étant 3,000^{cc}.

Ce chiffre normal ne sera certainement jamais obtenu chez les malades possédant une déviation quelconque du rachis, mais il est un fait certain, c'est qu'on obtient une dilatation suffisamment appréciable qui permet une hématose plus satisfaisante et relève d'autant le coëfficient nutritif du sujet.

Obésité et Diabète sucré. Albuminurie. — La médication pneumatique agit dans ces trois maladies de la nutrition par son action oxygénante, en activant les combustions organiques.

Obésité. — Vers le mois de janvier 1880, parut la double observation de malades, atteints d'obésité, et traités alors à l'hôpital Lariboisière, qui possédait à ce moment une cloche à compression. Ces deux malades, qui ne marchaient qu'avec une dyspnée pénible, avec des sueurs profuses, suivies d'une sensation de froid intense due à l'évaporation rapide à la surface de le peau, furent rapidement améliorés.

Trois points sont nécessaires à obtenir pour la cure des obèses :

1º Diminution de l'apport des matériaux de réserve.

Ceci est l'affaire du malade, qui sans mettre un terme à l'appétit plus grand qui est la conséquence du traitement, doit cependant s'abstenir de farineux et surveiller étroitement son régime.

2º Action sur l'état morbide (laissée à la nature).

3º Faciliter l'élimination des matériaux de réserve en excès.

Là, commence le rôle actif du médecin; sous l'influence de l'air comprimé, il se produit un échange plus considérable de matériaux. Le remplacement de ces matériaux brûlés ne pouvant complètement se faire, la combustion s'opérant au dépens de l'organisme, il s'ensuit un amaigrissement forcé. Ce fait d'observation résulte du travail du Dr Katschenowitch, qui a spécialement étudié cette question à l'établissement aérothérapique du Dr Léonid Simonoff, à Saint-Pétersbourg.

Observation XIII

OBÉSITÉ.

(Charrier)

Mme X..., 51 ans, bonne santé habituelle, a eu 4 enfants bien portants. Père mort de pneumonie. Depuis l'époque de la ménaupose, Mme X.. a engraissé, mais surtout depuis qu'elle a été obligée de garder le repos pour se soigner d'une hydarthrose du genou droit. Au mois de janvier dernier, elle pesait

200 livres. La respiration est pénible, sifflante, et la marche difficile. En outre, notre malade est affectée, depuis près de 18 mois, d'une laryngite qui s'est aggravée d'une manière terrible; la toux est incessante, spasmodique, coqueluchoïde; quelquefois les quintes durent 2 et 3 heures de suite, sans rémission aucune. Le sommeil est nul et, à la suite de ces quintes, la malade est prise de transpirations énormes qui l'épuisent. Sur le conseil de M. le professeur Hardy, appelé en consultation, nous la soumettons au traitement pneumatique à l'établissement de la rue de Châteaudun. Dès la cinquième séance la toux est modifiée d'une manière remarquable, de sèche qu'elle était, elle est devenue grasse, beaucoup moins fréquente et les nuits se passent sans quintes. Au bout du 10ᵉ bain, l'appétit est meilleur; à la vue même, on s'aperçoit de l'amaigrissement de la malade. On la pèse, elle a diminué de 12 livres, l'oppression a disparu, la marche est facile. Au 20ᵉ bain la toux a cessé et la malade a encore maigri de 5 livres.

Observation XIV

OBÉSITÉ.

(Charrier)

M. Y..., 53 ans, antécédents héréditaires de goutte et de gravelle. En 1865, il a eu une pneumonie anormale du côté gauche, la maladie a été entravée par un accès de fièvre intermittente pernicieuse et par des quintes de toux qui, tous les soirs, survenaient à 4 heures, durant de 25 à 30 minutes pendant lesquelles notre malade expectorait des crachats muco-purulents en quantité. On crut à un abcès du poumon. Sur l'avis de son médecin qui croyait à une simple dilatation des bronches, il changea d'air et, dès le premier jour, en montant en wagon, la quinte survint à 4 heures comme d'habitude, mais elle s'arrêta et depuis ne reparut plus. Cependant, en avant du thorax, un peu en dedans et un peu au-dessus du mamelon gauche, il était resté à notre malade un point comme hépatisé et quelque peu douloureux. Le malade avait engraissé, surtout ces deux dernières années, malgré l'hydrothérapie qui, en 3 mois, ne l'avait fait maigrir que de 6 livres.

Dès qu'il cessa, une nouvelle pousse d'engraissement eut lieu. Depuis, 25 janvier dernier, le malade ne pouvait plus marcher sans être oppressé d'une manière déplorable; il suait à grosses gouttes quand il avait à sortir après ses repas, il étouffait, ne pouvait monter les escaliers qu'avec la plus grande peine; il pesait 232 livres. Ce fut alors que sur mon conseil il se soumet au bain d'air comprimé. Dès le 5ᵉ bain, il sentit le point hépatisé qui lui restait de sa pneumonie ancienne se déplisser, pour ainsi dire se dilater. La respiration, plus ample, la douleur disparaît ; il continua avec bonheur la médication aérothérapique, et au 19ᵉ bain il ne pesait plus que 210 livres, soit 22 livres de diminution en 25 jours.

Maintenant, le malade marche sans oppression et encore hier, il allait de la Madeleine au chemin de fer du Nord, et revenait à pied sans essoufflement et sans transpiration anormale.

Diabète sucré. — Ici, même théorie, toujours l'action oxygénante. L'air comprimé apporte encore son indication, en oxydant les matériaux inusés ou incomplètement brûlés. La preuve en est facile à faire, par l'amoindrissement des symptômes morbides et surtout par les analyses fréquentes du sucre, qui tombe rapidement à zéro.

Observation XV

DIABÈTE.

(Fontaine)

Le premier diabétique que nous avons soumis à l'air comprimé, était un homme de 45 ans, d'un tempérament sanguin, qui suivait le traitement pneumatique pour un catarrhe bronchique invétéré, rebelle à toute espèce de médicaments. Au mois d'avril de cette année, lorsqu'il nous dit, par hasard qu'il avait le diabète sucré, la maladie était à sa première période. Polyurie 4 litres environ par jour, urine claire, densité 1040, glycosurie 40 grammes par litres.

Appétit normal, pas d'amaigrissement, sentiment habituel de fatigue et de lassitude, et comme nous venons de dire, bronchite chronique très tenace, qui pourtant le jour où nous obtenions les détails qui précèdent avait sensiblement cédé à une première série de 10 bains à 0,30 cent.

Quand les urines furent analysées, le malade avait déjà pris 10 séances et en prit 12 seulement ensuite. A ce moment il n'émettait plus qu'un litre et demi. ou deux d'urine, moins dense et plus foncée en couleur, le sucre était descendu à 6 grammes par litre, il était revenu de la vigueur et même une légère excitation qui retardait le sommeil. La bronchite, sans être entièrement guérie, était beaucoup moins intense, il est regrettable que pour une cause étrangère le traitement n'ait pas pu être continué. Mais il est impossible de ne pas être frappé de l'amélioration obtenue en aussi peu de temps, et tout porte à croire que la glycosurie était plus abondante au début de la cure qu'au moment où l'on pratiqua l'examen des urines.

Albuminurie. Ecclampsie. — L'augmentation de globules rouges dans le sang, résultant de l'action thérapeutique de l'air comprimé, la dyshématose donne un caractère de fixité plus considérable au sang. Il se produit un obstacle qui empêche l'albumine de filtrer à travers le rein.

Il est aussi logique, quoique moins efficace, d'administrer aux ecclamptiques de l'air comprimé que de leur faire absorber de l'oxygène.

Arthritisme et Scrofulose. Cachexies diverses. — Différentes manifestations de l'arthritisme ont été avantageusement traitées par l'air comprimé, sous forme de bain ou de douches. Ces dernières ont été appliquées dans le but de modifier le rhumatisme musculaire chronique et l'ont guéri. Contre les autres manifestations arthritiques, telle que rhumatisme articulaire aigu ou chronique, la médication pneumatique est en somme dérivative, elle consiste à s'opposer aux éléments de congestion inflammatoire, au lieu d'affaiblir l'organisme par des évacuations de sang ou des révulsifs intestinaux.

Quant à l'action sur la scrofulose et les cachexies de quelque nature qu'elles soient, il faut la considérer comme purement tonique. L'air comprimé est un puissant agent de la nutrition, qu'il ramène au type normal en facilitant l'hématose.

IV. EFFETS MÉCANIQUES.

Surdité catarrhale. — Quoiqu'on ait prétendu à l'origine que l'air comprimé guérissait les otites d'origine tuberculeuse, nous nous occuperons seulement des cas de surdité catarrhale de nature congestive (1) dont la première guérison a encore été fortuite (2).

Quoique la méthode de désobstruction de la trompe d'Eustache, imaginée en 1724 par Guyot, maître de postes de Versailles, et perfectionné depuis par Buchanan en Angleterre, et Deleau en France, ait toujours donné des succès, elle ne laisse pas d'être parfois douloureuse chez la majorité des malades et souvent très difficile chez les enfants irritables.

L'idée du traitement en est simple. La pression de la cloche étant supérieure à la pression intérieure repousse les mucosités ; quand cette pression diminue, les mucosités sont rejetées dans l'arrière-gorge, par la pression intérieure.

Shandhall à Stockolm, où ce genre fréquent de surdité se développe sous l'action de l'humidité atmosphérique publia soixante-deux cas de guérison ou d'amélioration considérable. G. Lange, de Johannisberg, fit suivre peu après 15 nouveaux cas de guérison radicale.

1. Waldenburg, communication à l'Académie des sciences de Lewœnburg. 20 novembre 1886.

2. Un mineur, devenu sourd au siège d'Anvers, recouvra l'ouïe en travaillant dans la houillère de Chalonnes (Triger).

Observation XVI

SURDITÉ CATARRHALE

(Franchet. Bertin)

Une jeune fille de 17 ans me fut adressée à Marseille au mois de juin 1864 pour une surdité survenue à l'âge de 2 ans à la suite d'une angine assez grave.

La surdité, d'abord peu prononcée jusqu'à l'âge de 8 ans, était devenue, à cette époque, à peu près complète, sous l'influence d'une rougeole, et la maladie avait résisté aux soins éclairés des docteurs Ménière et Deleau qui avaient pratiqué, à plusieurs reprises, le cathétérisme et la cautérisation de la trompe d'Eustache accompagnés d'injections dans la caisse du tympan. Un examen attentif me fait constater les faits suivants :

Conduit auditif, oreille externe, parfaitement sains. Nulle trace d'écoulement récent ou ancien. La membrane du tympan n'offre aucune altération ; l'arrière-bouche et le pharynx présentent une vascularisation notable due à la fréquence des angines auxquelles la malade est sujette pour la plus faible cause. La voix est nasonnée, quoiqu'on ne puisse remarquer aucune augmentation de volume des amygdales.

La malade témoignant une certaine répugnance pour le cathétérisme des trompes d'Eustache, opération à laquelle elle a été soumise un grand nombre de fois, je m'abstiens de la faire, mais je ne puis m'assurer que les trompes sont perméables en faisant souffler fortement la malade, le nez et la bouche étant fermés. L'air pénètre alors par des bulles dans la caisse du tympan. La marche et la cause de la maladie, l'ensemble de symptômes et enfin la constitution lymphatique du sujet indiquaient du reste suffisamment le siège et la nature de l'affection.

L'ouïe est très affaiblie du côté droit, et à peu près abolie du côté gauche. Les battements d'une montre sont perçus à 0^m12 à droite, seulement au contact à gauche. La malade paraît, au premier abord, entendre assez bien la voix, mais il est facile de remarquer qu'elle lit, plutôt sur les lèvres, qu'elle n'entend réellement la parole, car, en se plaçant de telle sorte qu'elle ne puisse voir son interlocuteur, il faut élever considérablement la voix.

La surdité augmente du reste ou diminue suivant l'état atmosphérique et devient plus sensible dans les temps humides.

D'après l'ensemble de ces symptômes, la surdité me paraissant de nature catarrhale et tenir à l'engorgement et à l'état de la congestion chronique de la trompe d'Eustache, je pensais que la malade pourrait avoir recours au bain d'air comprimé, et, vu la constitution lymphatique du sujet et le peu d'activité des fonctions de la peau, je conseillais de joindre à la médication pneumatique l'emploi des purgatifs, des préparations iodurées et des bains sulfureux. Les premiers bains d'air sont donnés à la pression de 0^m60 (4/5 d'atmosphère environ), pression qui est portée graduellement à 0^m85 et 1 atmosphère 1/7 environ. Sous l'influence de l'air condensé, une amélioration très sensible dans l'étendue de l'audition se produit immédiatement, et dès les premiers jours la malade entend mieux dans l'air comprimé et sent, suivant son expression, ses oreilles se déboucher. Au 6e bain, on trouve déjà comme limite de l'audition à l'air libre : à droite, 0^m27; à gauche, 0^m10.

Pour combattre plus énergiquement encore la congestion chronique de l'arrière-gorge et ne rien négliger de ce qui pourrait aider l'action de la médication pneumatique et présenter quelque utilité pour la malade, je joins à l'emploi des moyens précédemment prescrits quelques insufflations d'alun porphyrisé. Sous l'influence de ce traitement, les progrès de l'audition deviennent de jour en jour plus évidents, et après 39 bains la jeune malade termina son traitement pneumatique entendant les battements de la montre à 0^m40 à droite et 0^m37 à gauche.

Hernie. — D'après le conseil de P. Bert, on a utilisé la différence de pression qui existait entre la cloche à compression et les gaz intestinaux, pour la réduction des hernies. La pression extérieure l'emportant sur la pression intra-intestinale, l'organe reprend la place qu'il occupait normalement, sans qu'il soit nécessaire de donner du chloroforme pour ce taxis.

Cette pression déjà grande par elle-même, et qui se chiffre par le poids de 1 kilogr. 033 par centimètre carré de notre corps, subit une progression colossale par l'augmentation de la pression initiale. L'observation suivante due à Pol et Wattelle donne des valeurs numériques, qui dispensent de tout commentaire.

Pressions totales	EXCÈS sur la pression ordinaire de l'at-mosphère.	EFFORTS exercés sur la surface des corps.		AUGMENTATION sur l'effet ordinaire.	
0.76	0.00	15.500 k. à	20.600		
0.86	0.10	17.540	23.320	2.040 k. à	2.720
0.91	0.15	18.560	24.680	3.060	4.080
0.96	0.20	19.580	26.040	4.080	5.440
1.06	0.30	21.620	27.760	6.120	8.140
1.16	0.40	23.660	31.480	8.160	10.880
1.26	0.50 2/3 de 76	25.700	34.200	10.200	13.600
1.52	0.76 1 atm.	31.000	41.200	15.500	20.600
2.28	1.52 2 —	46.500	60.800	31.000	41.200
3.04	2.28 3 —	62.000	82.400	46.500	60.800
3.80	3.04 4 —	77.500	103.000	62.000	82.400
4.56	3.80 5 —	93.000	123.600	77.500	103.000

Douches d'air comprimé. — L'air comprimé peut être encore employé comme excitant musculaire.

Le Dr Dupont qui s'en sert au moyen d'une lance semblable à celle des appareils hydrothérapiques, l'utilise dans les cas de rhumatisme chronique, de sciatique rebelle, de chloro-anémie avec dysménorrhée ou aménorrhée, dans la neurasthénie, dans l'obésité même et en constate tous les jours les résultats acquis.

La pression dont il dispose peut aller jusqu'à 8 et 10 atmosphères, en faisant passer ce jet d'air comprimé sur un tampon imbibé d'éther ou d'alcool, on obtient par l'évaporation de ces liquides, une réfrigération intense qui serait très utilisable comme anesthésique local dans les interventions chirurgicales qui ne nécessitent pas le chloroforme ou l'éther.

CHAPITRE X

Autres applications. Emploi présumable de l'air comprimé.

Outre ces applications d'ordre pathologique, on a encore employé l'air comprimé dans un but physiologique. Dans le service du Dr Péan, les inhalations chloroformiques, furent longtemps données sous pression. Il avait été reconnu que la période d'excitation était moindre, l'anesthésie plus complète et le réveil moins pénible. Les accidents étaient moins à redouter par suite de cette application plus facile. Ce procédé fut abandonné parce qu'il ne permettait, par l'exiguité de la caisse, qu'aux opérateurs seuls d'y pénétrer. Il ne s'en suit pas que ce qui est un inconvénient pour la chirurgie hospitalière, le soit également pour les cas de chirurgie isolés où on n'a pas à se préoccuper de l'assistance.

Fieuzal, médecin de la Clinique des Quinze-Vingts, fit construire dans le même but, une chambre respiratoire, qu'on abandonna ainsi que nous l'avons dit plus haut, autant parce qu'elle était construite d'une façon défectueuse, que parce que la découverte de la cocaïne vint modifier complètement l'anesthésie oculaire.

Des auteurs ont proposé et même l'expérience en fut faite, de soumettre pendant quelque temps, pour relever leur tonicité organique et les mettre plus en mesure de résister au traumatisme opératoire, les malades susceptibles d'intervention sanglante. L'idée, bonne en elle-même, présente encore des inconvénients faciles à comprendre et qui l'empêchent de se généraliser.

Il ressort de cette étude que le nombre des maladies traitées par l'air comprimé est encore susceptible d'augmentation. Toutes les affections où l'organisme souffre par défaut de de nutrition sont dans ce cas. Sans les énumérer, nous nous nous bornerons à émettre une idée dont l'application paraît simple.

On sait le rôle qu'on a fait jouer à l'oxygène et le parti qu'on a voulu en tirer. Lancé par Demarquay en 1866, dans les affections respiratoires, accepté d'abord avec enthousiasme, il fut ensuite relégué « *ad remedia obsoleta* » comme ne répondant pas à l'attente de la médecine. Ses impuretés étaient la seule cause de cet échec. Préparé maintenant à l'état naissant au moyen de l'eau oxygénée et du peroxyde de manganèse, on l'obtient rapidement et dans des conditions de pureté tout autres. Nombreuses sont les maladies dans lesquelles on a recommandé les inhalations d'oxygène. Un auteur, qui a fait des recherches sur la respiration, le Dr L. G. de St-Martin, résume à trois ses indications.

1° Vomissements incoercibles de la grossesse.

M. le Pr Pinard emploie ce procédé en ajoutant une injection de 0,01 centigramme de morphine.

2° Vomissements en général (Hayem).

3° Dyspnée d'origine asthmatique ou cardiaque.

On a encore employé l'oxygène dans les convalescences des maladies aigües, infectieuses ou non, dans la maladie bleue, les anévrismes, le rein amyloïde, le surmenage physique et cérébral. Le professeur Laschéwitch (de Karkow) en fit le traitement principal de la neuropathie et traita avec succès des cas de tabès de chorée, de goitre exophtalmique et de paralysie agitante. D'ailleurs M. le professeur Germain Sée, développant la même idée parallèle, avance que les anesthésies et les hyperesthésies fréquentes chez les hystériques, proviennent de la désoxygénation du sang, les nerfs manquant de cette rénovation, et propose de rendre cet oxygène au sang.

Au lieu d'employer dans ces cas cités l'oxygène à si faible prix qu'il soit, pourquoi ne les traiterait-on pas par l'air comprimé, où la matière première, l'agent thérapeutique, l'air, peut donner d'aussi bons résultats ; qui empêche, étant donnée une pression intérieure de $76 + 20^{cc}$ de suroxygéner encore cet air par le procédé cité de Dupont, ou encore de l'ozoniser. La teneur en oxygène diminuera en raison directe de l'élévation de pression à cause de sa dissolution (loi de Dalton), mais le volume de gaz qui restera sera encore plus riche que l'atmosphère même comprimé.

Nous poserons, enfin, avant de terminer, deux questions relatives l'une au traitement de la leucocythémie, l'autre à celui des contractures musculaires.

Il est un fait connu, c'est que la chaleur et l'oxygène augmentent l'activité des globules blancs. Il s'agit de savoir si on pourrait appliquer l'aérothérapie aux leucocythémiques. L'évolution ultime du globule blanc étant le globule rouge, l'action hypéroxygénée produite pourrait-elle en hâtant cette transformation débarrasser le malade d'une partie de ces globules blancs pour en faire des rouges qui augmenteraient la capacité respiratoire ?

Les contractures musculaires sont toujours symptômatiques de maladies à qui doit s'adresser directement la thérapeutique. Quel effet produirait sur ce muscle pathologique, douloureux et insuffisant, l'action de l'air comprimé, dont on est en droit il nous semble d'attendre une activité nouvelle ?

Enfin parmi les cas susceptibles d'air comprimé, on peut citer l'asphyxie, non toxique, qui s'attaque à toutes nos fonctions de la vie organique, par les effets du sang imparfaitement hématosé. La dyspnée, principal symptôme, augmentera bientôt jusqu'à ce que le centre bulbaire se paralyse si l'oxygène ne vient pas très indiqué, sous forme d'air comprimé, mettre un arrêt à l'anhématosie.

RÉSUMÉ.

L'air comprimé, ainsi qu'il vient de l'être suffisamment prouvé par ce travail, est en somme un agent thérapeutique puissamment modificateur de l'organisme. Les services qu'il a rendus, qu'il rend et qu'il serait appelé à rendre à la santé publique, surtout à la classe la plus grande, s'il était bien entendu, sont d'autant plus inappréciables que le procédé étant plus simple est plus économique.

L'appareil décrit, vu son volume et son poids relativement faibles, pourrait facilement circuler sur toutes les voies, pénétrer dans tous les centres, si petits qu'ils soient, et y produire les bons effets thérapeutiques qu'on en attend.

Il serait à souhaiter qu'on put doter d'appareils analogues non-seulement comme le voulait P. Bert, les hôpitaux, qui par leur position centrale et leur fin seront toujours privilégiés, mais encore les grands centres d'enfants, les asiles, les prisons, les industries générales et toutes les grandes agglomérations humaines où l'hygiène est par définition défectueuse.

CONCLUSIONS.

1º L'air comprimé est un agent thérapeutique précieux.

2º Il est nécessaire qu'il soit vulgarisé, de façon à ce que son emploi puisse être mis à la portée de toutes les classes de la société.

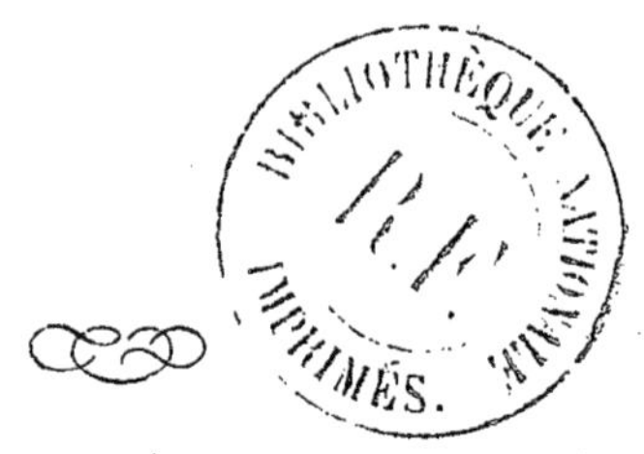

INDEX BIBLIOGRAPHIQUE

ACHARD. Lettre de M. Achard au citoyen van Mons sur la prolongation de la vie des animaux dans l'air comprimé. (Annales de chimie, t. XXXVII, an IX.)

BORDIER. Revue critique sur l'emploi médical d'air comprimé. (Journal de Thérapeutique de Gubler, 1876-1877.)

BARTH. Dictionnaire Encyclopédique des sciences médicales. Thérapeutique des organes respiratoires.

BÉCLART (J.). Traité de Physiologie.

BERT (P.). Pression barométrique, 1878.

BERTIN (Eugène). Analyses de 3 brochures sur l'air comprimé. (Montpellier-Médical, 1866.)
Etudes sur l'Emphysème vésiculaire et l'Asthme. Guérison par l'air comprimé. (Montpellier-Médical, 1860.)
Emploi d'air comprimé dans le traitement de la surdité. (Montpellier-Médical, 1865.)
Emploi de l'air comprimé dans le traitement des maladies de poitrine. (1868.)

BRICHETEAU. Maladies chroniques de la poitrine.

BRAULT. Traité de médecine. (Art. Rein, t. V.)

BUCQUOY. De l'air comprimé. (Thèse de Strasbourg, 1861.)

CHARRIER. Bain d'air comprimé. Aérothérapie dans le traitement de l'obésité. (Union Médicale, 3e série, 1880, p. 142, 751.)

CUFFER. Des altérations du sang dans l'urémie. De la respiration de Cheyne-Stokes. (Thèse d'agrégation, 1878. Paris.)

COLLADON. Relation d'une descente en mer dans la cloche des plongeurs. Paris, 1826, in-8°, 15 pages.

DAMOUR. Des obstacles à la circulation de l'air dans l'oreille moyenne et des moyens d'y remédier. (Thèse de Paris, 1849.)

DEMARQUAY. Essais médicaux de pneumatologie. Recherches physiologiques, cliniques et thérapeutiques sur les gaz.

DEVAY (Francis). Du bain d'air comprimé dans les affections graves des organes respiratoires. (Gazette hebdomadaire de Médecine, 1853.)

DREYFUS-BRISSAC. De l'asphyxie non toxique. (Thèse d'agrégation. Paris, 1883.)
Thérapeutique du diabète.

DUCROQ. Air comprimé (action physiologique de la respiration dans l'). (Thèse. Paris, 1875.)

DUBREUIL. Bain d'air comprimé. (Marseille, 1849.)

DUJARDIN-BEAUMETZ. Leçons cliniques de Thérapeutique. (Bulletin général de Thérapeutique, 1888.)

DUPONT (M.). Bulletin général de Thérapeutique, 1887. 2ᵉ semestre

FERRÉOL. Applications thérapeutiques d'air comprimé. (Gazette Médicale, 1873.)

FOLEY. Du travail dans les appareils à air comprimé. (Paris, 1863.)
FONTAINE (J.-A.). Nouveaux appareils pneumatiques. (Paris, 1876.)
    Effets physiologiques et Applications thérapeutiques d'air comprimé.

FRANCHET. Du bain d'air comprimé. (Thèse. Paris, 1873.)

GAULTIER (H.). Chimie minérale. (Air), t. I.
    Chimie biologique, t. III.
    Chimie appliquée à la physiologie, t. I.

GAVARRET, Dictionnaire Dechambre (t. VII, art. atmosphère).

GENDRE (P. LE). Traitement de la chlorose. (Revue pratique d'obstétrique et de pédiatrie, 8 août 1893.)

GENT. Emploi thérapeutique d'air comprimé dans l'asthme et l'emphysème. (Bull. Acad. de méd., 20 novembre 1869.)

GERLI (Giuseppe Carlo). Disegni di Leonardo da Vinci. Milano, 1784.

GRAND. Air condensé. Considérations physiologiques et thérapeutiques. (Thèse. Paris, 1877.)

GRÉHANT et QUINQUAUD. Sur les effets de l'insufflation du poumon par l'air comprimé. (Compte rendu Académie des Sciences. Paris, 1884.)

GRIMAUD. Chimie inorganique, t. I. (Air atmosphérique.)

GUÉRARD (M.-A.). Notes sur les effets physiologiques et pathologiques de l'air comprimé. (Annales d'hygiène et de médecine légale 1854.

JACCOUD. Leçons cliniques sur le traitement de la Phtisie.

JOURDANNET. Air raréfié, à l'imitation de celui de la montagne. Aérothérapie. (Paris. 1863.)
    Application artificielle de l'air des montagnes au traitement curatif des maladies chroniques.

JUNOD. Recherches sur les effets thérapeutiques de la raréfaction et de la condensation de l'air. (Compte rendu de l'Acad. des Sc. 1835. Rapport de Magendie.)

HAMEL, Bibliothèque universelle des sciences, belles-lettres et arts de Genève. 1820, t. XIII, p. 230.

Hayem. Leçons de thérapeutique. (Les grandes Médications.) Paris, 1891.

Labadie-Lagrave. Du Traitement de l'air comprimé. (Gazette Hebd. de méd., 1874.)

Labbé et Oudin. Du traitement de la Tuberculose par les inhalations d'air ozonisé. (Congrès de la Tuberculose, 1891.)

Lambert. Air comprimé et air raréfié. Son action dans les maladies du Poumon et du Cœur. (Thèse. Paris, 1877.)

Lange (A.). Recherches sur les effets physiologiques et thérapeutiques d'air comprimé. (Traduction Thierry-Mieg., 1868.)

Laskéwitch. Du rôle de l'oxygène dans la neurothérapie. (Revue de médecine, octobre 1885.)

Magnant (Ern.). Aérothérapie. Chambre respiratoire et ses dépendances, pour affections respiratoires. (Paris-Auteuil, 1889.)

Manquat. Précis de thérapeutique, t. II.

Marey (Gustave). Leucocythémie. (Thèse. Paris, 1885.)

Marfan. Traité de médecine. (Art. Poumon, t. III.)

Martin. Grande Encyclopédie (t. I, art. atmosphère).

Millet-Johannis. De l'air comprimé, comme agent thérapeutique médical, Lyon 1854. Etablissement médico-pneumatique de bains d'air comprimé. Lyon 1852.

Moeller. De la Pneumothérapie. (Bruxelles, 1880. libr. Manceaux.)
Les Travaux à l'air comprimé. Accidents. Prophylaxie.
Traitement. (Revue des Questions scientifiques, 1880.)
La Pneumothérapie dans la phtisie pulmonaire (art. médical, n°s 8 et 9), Bruxelles, 1881.
La Pneumothérapie jugée par les faits. (Journal de Médecine, de Chirurgie et de Pharmacologie de Bruxelles, 1881.
Thérapeutique locale des maladies de l'appareil respiratoire par les inhalations médicamenteuses et les pratiques aérothérapiques. (Paris. Baillère, 1882.)
Traité des Eaux minérales et Climatothérapie. (Paris, Masson.)

Moutard-Martin. Bulletin de la Société de Thérapeutique (24 oct. 1883). Air comprimé au point de vue thérapeutique.

Passot. Sur un cas de phthsie pulmonaire compliqué de grossesse et traité par l'air comprimé. (Gazette Médicale de Lyon, 1853.)

Peter. Cliniques médicales.

Pol et Wattelle. Annales d'Hygiène et de Médecine légale. Des Effets de l'air comprimé 1854.

PRAVAZ. Mémoire sur l'emploi des bains d'air comprimé dans le rachitisme, les affections strumeuses et la surdité catarrhale. (Paris, 1840.)

Emploi médicinal d'air comprimé. (Lyon, 1850.)

Mémoire sur l'emploi de la compression au moyen de l'air condensé dans les hydarthroses. De la possibilité de réduire certaines luxations spontanées de la hanche. (Lyon, 1843.)

Mémoire sur l'air comprimé dans les affections tuberculeuses, les hémorrhagies capillaires, les surdités catarrhales. (Compte rendu Acad. des Sc. 1838, t. VII.)

PRAVAZ (fils). Effets physiologiques et applications thérapeutiques d'air comprimé. (Lyon, 1859.)

Emploi médicinal d'air comprimé dans le traitement des difformités du thorax. (Lyon, 1863.)

Application d'air comprimé dans la surdité catarrhale. (Grenoble 1866.)

RAVAISSON-MOLLIEN (Ch.). Les manuscrits de Léonard de Vinci, t. II, (Quantin, Paris.)

REGNARD (P.). Recherches expérimentales sur les variations pathologiques des combustions respiratoires. (Thèse. Paris, 1874.)

ROUSSEAUX. Aérothérapie. (Thèse. Paris, 1863.)

ROUSSEL. Air comprimé dans le traitement de l'obésité et de l'anémie. (Thèse. Paris, 1881.)

SCHUTZEMBERGER. Innocuité des inhalations d'air ozonisé, préparé au moyen de l'effluve électrique. (Compte rendu de l'Acad. des Sc., 1891.)

SÉE (G.). Dictionnaire de Médecine et de Chirurgie pratiques. Du sang et des anémies. (Paris, 1866.)

SAINT-MARTIN (L.-G. DE). Recherches expérimentales sur la respiration, les inhalations d'oxygène, l'anesthésie et l'intoxication carbonique.

TARDIEU. Air comprimé. (Dictionnaire de Médecine et de Chirurgie.)

TOREILLE (Alph.). Effets physiologiques de l'emploi médical d'air comprimé. (Thèse. Montpellier, 1876.)

THUVIENT. Adhérences pleurales. (Thèse. Paris, 1884.

TISON. Troglodytes et Troglodytisme. (Congrès de la Tuberculose 1888.)

VIANET-JOLYET. Physiologie humaine. (Paris, 1889.)

VON VIVENOT (Rudolph). Influence de la compression et de la raréfaction de l'air sur les actes mécaniques et chimiques de la respiration. (Traduct. Thierry-Mieg., 1868.

Nous avons fait suivre la liste des ouvrages suivants que nous n'avons pas eu l'occasion de compulser, elle pourra intéresser les auteurs qui se sont occupés de la question.

ABRAMS, Report of hundred and 36 cases treated with pneumatic cabinet. Pacific San Francisco. 1891, XXXIV.

ARTZENIUS. De Pneumatishe Thérapie. Amsterdam, 1887.

BOODITCH. 10 month's Experience, with pneumatic cabinet. New-York, 1887.

COHEN. A design for an apparatus for pneumatic treatment in hospitals. New-York, M. J., 1889.

COHEY. Exhibition of an improved apparatus for the therapeutic use of compressed and rarefied air with remarcks on the new treatment of pulmonary affections. New-York, M. J., 1889.

CRON. Beitrag zur Pneumatischen Therapie. (Berlin, Klin Wochens), 29 sept. 6 oct. 1879.

CAS-REY. Clinical Report of 6 month's experience, with pneumatic cabinet. Boston, 1887.

CHABAUD. Air comprimé. Accidents de compression brusque. Travaux sous-marins, 1883.

FERNANDEZ CARO. El gabinete de inhalationes y de pulverizaciones del Dr Huguet de Vars. Madrid, 1887.

FERRUTA et FERRAZI. Della maniere piu utile de exguire la maniere pneumatische cogli apparati transportabili. Osservatore, Torino, 1887.

FORNALINI. Nuovi apparati pneumatic transportabili. Morgagni, Milano, 1889.

GRANDJON-ROZET. Accidents chez les hommes travaillant dans l'air comprimé, 1880.

GUARAGLIA. Contributione allo studio della aerotherapia. (Ac. de Napoli, 1886.

HAUGHTON. On the use of the compressed air. Dublin, 1857.

HOVENT. Pneumatotherapeutic institute of Brussels. Cincinnat. Lancet Clinic, 1891.

Küss. Pneumatométrie et pneumatothérapie. Th. de Strasbourg, 1875.

KELEMENT. Pneumatothérapiol. Budapest, 1887.

KYNER. Apparatus for the use of compressed and rarefied of the lungs. Policlinique. Philadelphia, 1887.

HAUCKE (Ignace). Ein apparat zur kunstlichen Respiration und dessen auwendung zur Heilzwelcken. Wien, 1870.
Ueber behandlung des Lungenspitzenkatarss mit kunst-licher Bewœrderung der inspiration.
ŒEsterr. Zeitschrift fur Heilkunde. 13 sept. 1872.

LESCHA (Johannes). Observations expérimentales sur les applications d'air comprimé. Bonn, 1884.

MARANO. A pneumatic therapeutic by means of the portable apparatus. Melbourne, 1889.

ŒRTEL. Handbuch der respiratorichen Therapie.

SANDHALL. Bains d'air comprimé. Court aperçu sur les effets physiologiques et thérapeutiques. Stockolm, 1867

SCHNITZLER. Congrès de Genève, 1878.

SCHREIBER. Ueber der praktishe bedentung der peumatishen transportablen apparate bei Herzund Lungen krankheiten. (Berlin, Klin. Wochens), 2 fév. 1880.

SMESTER. Académie de médecine, 13 septembre 1881.

SHURLY. Remarks and clinical Report on the use of the weigert hat air inhaling apparatus. Chicago, 1890.

TREUTLER. Ueber einige wirkungen künstlicht rarelicirter bei Lungen krankheiten. Berlin, klin Wochens, 1876.

WALDENBURG. Berliner klinishen Wochenschrift, 1873.

VON VIVENOT (R.). Trait. de Coqueluche. Gazette de Strasbourg, 1868.

ZASLAIN. Di un nuovo apparechio por la compressione unilaterale del thorace nella curia coll'aria compressa. Milano, 1851.

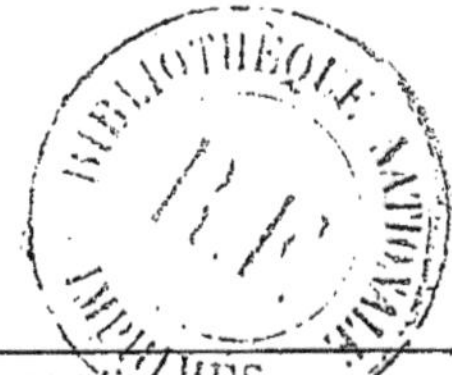

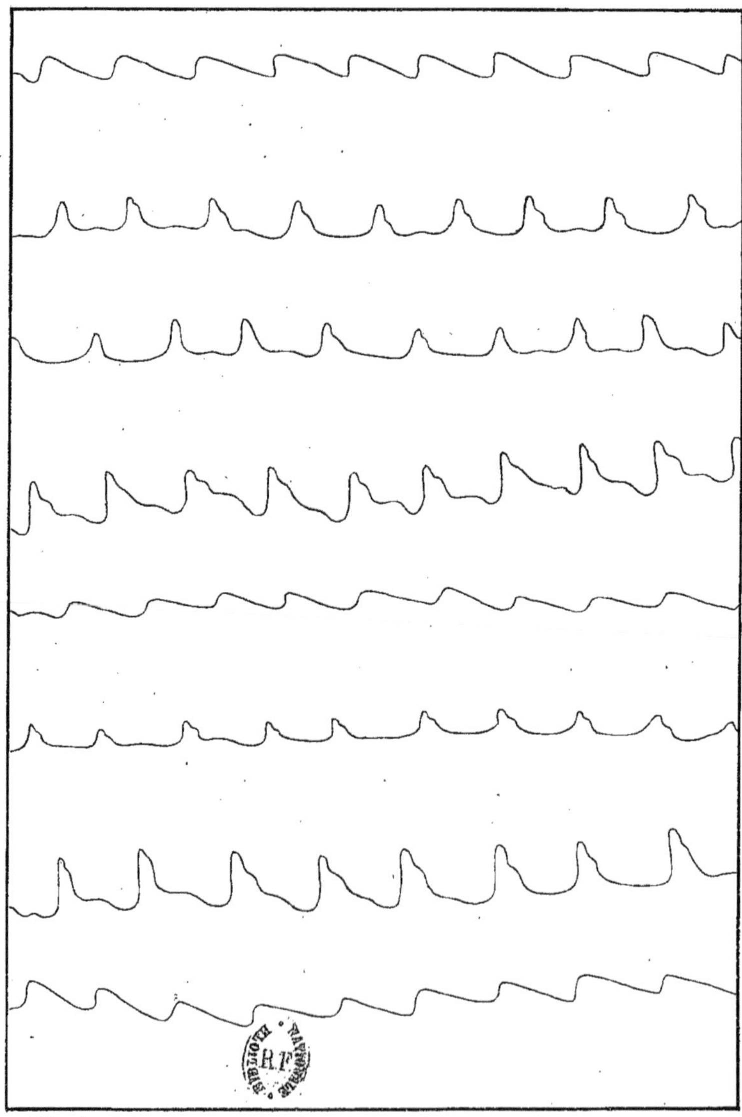

Fig. 1

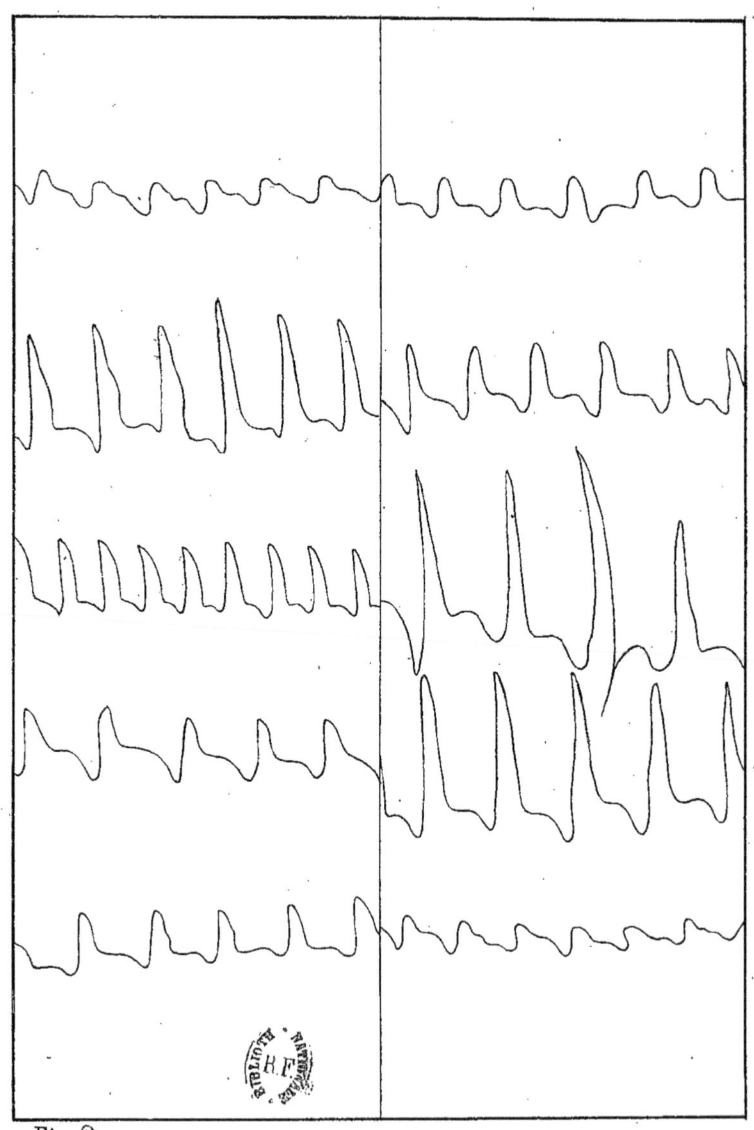

Fig. 2

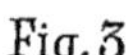

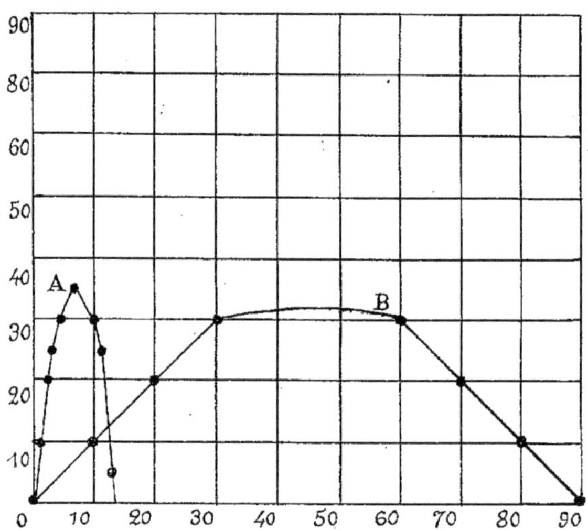

Schèma des deux expériences sous la cloche à compression:

A_Expérience en 15 minutes.

B_ ————— _ 90 minutes.

Les points correspondent aux courbes respectives.

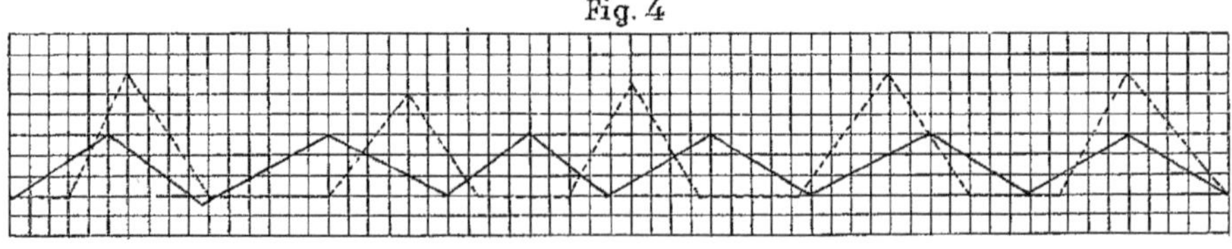

Graphique donnant une idée des différences qui peuvent exister dans la fréquence et la durée de l'inspiration et de l'expiration dans l'air atmosphérique (___) et l'air comprimé (....) pour une durée de 60 secondes. (R. von Vivenot)

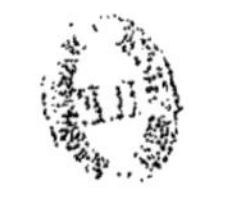

Fig. 5

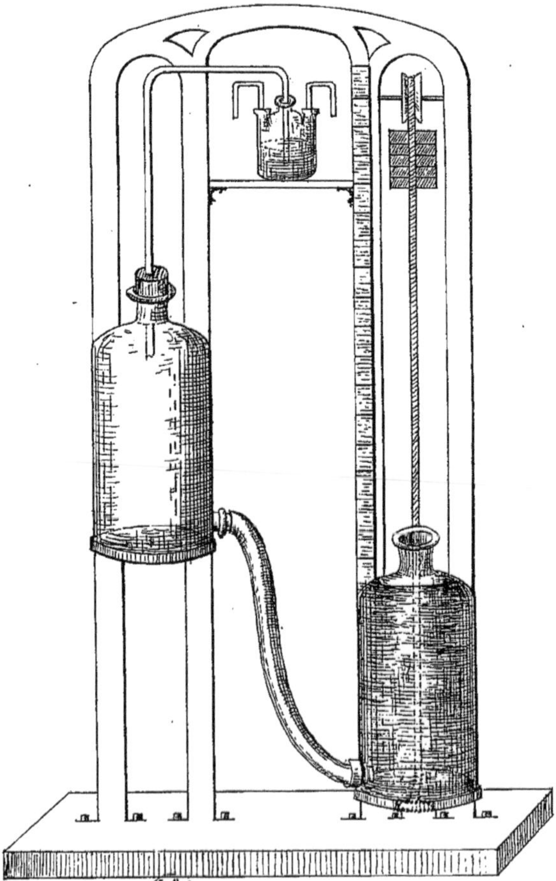

Fig. 6

Personnelle
Coton.
Lucie M
Lucie M
Jeanne G
Calu.
Camille F.
Charlotte R.

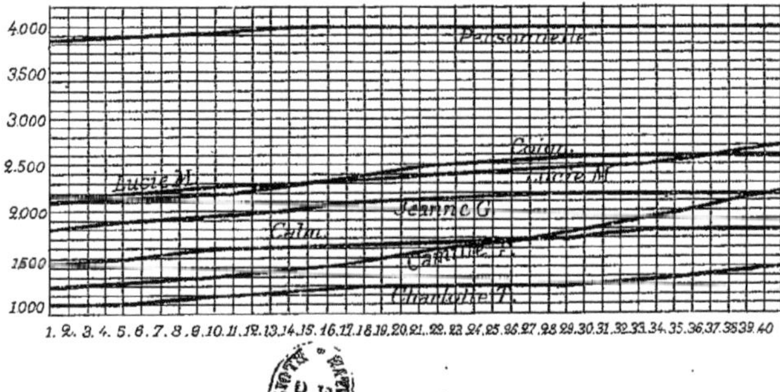

Fig. 7.

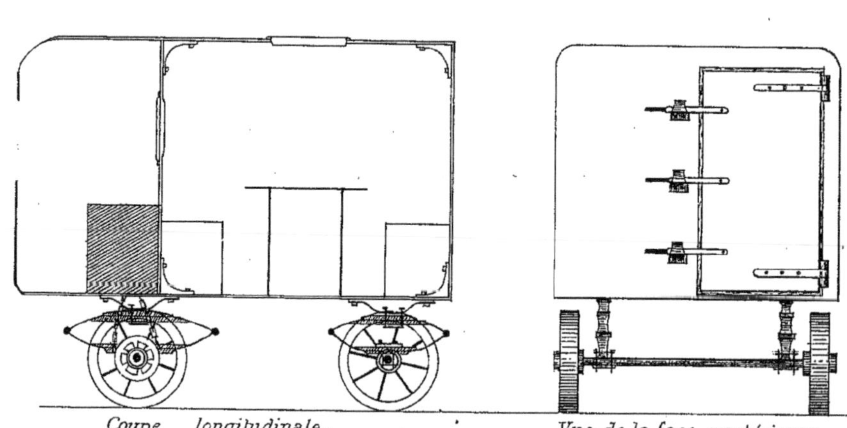

Coupe   longitudinale .   Vue de la face postérieure

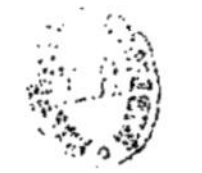

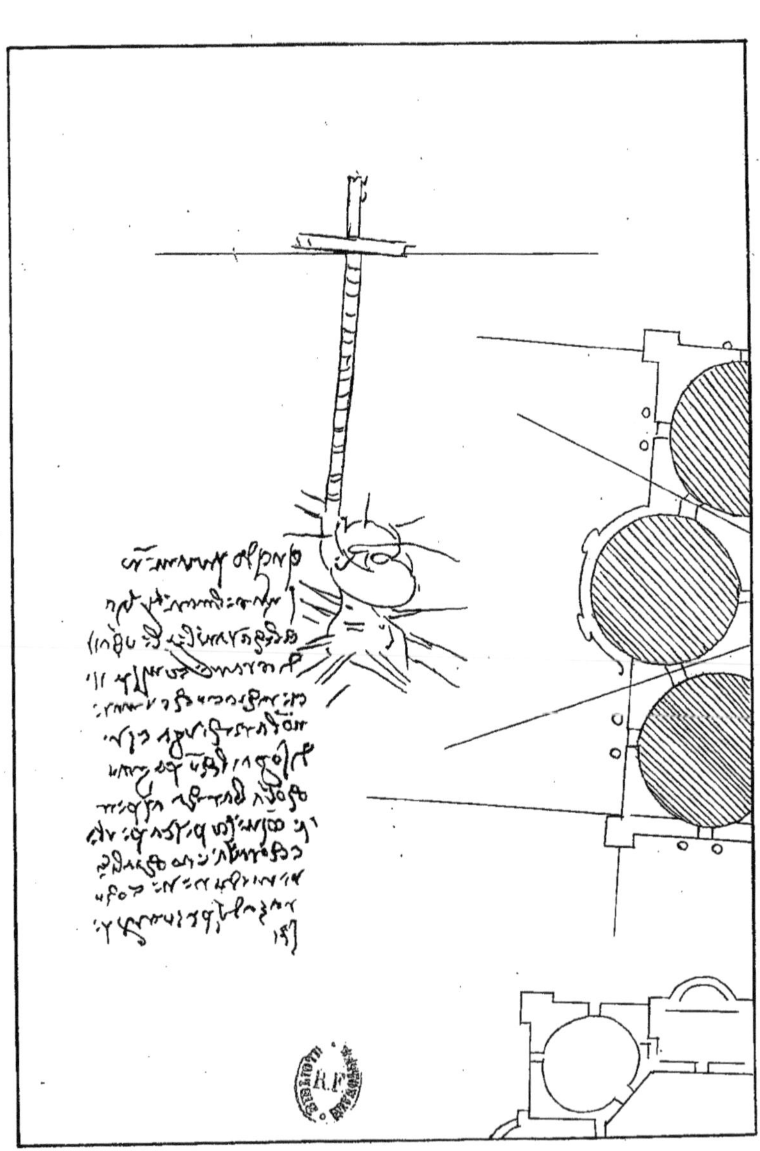

Fig. 8

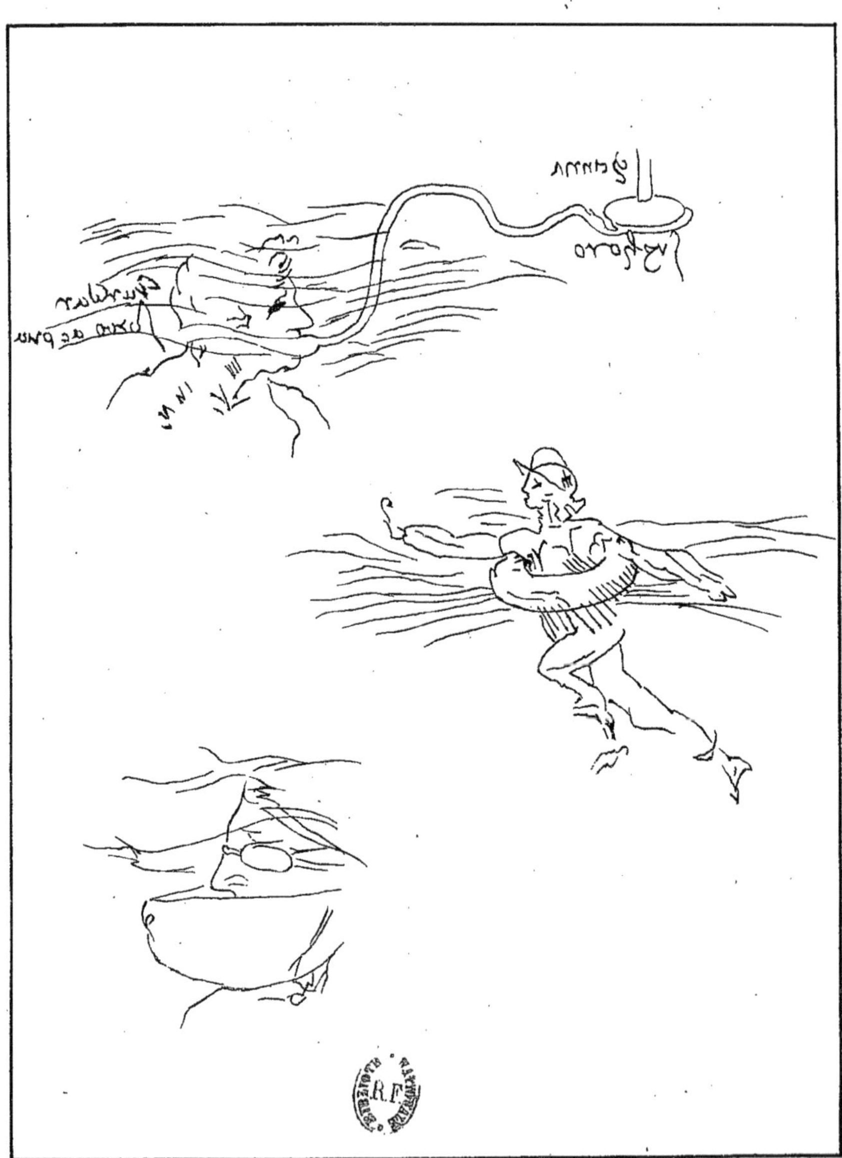

Fig. 9